汉竹编著●健康爱家系列

降三高
这样吃

左小霞✚主编

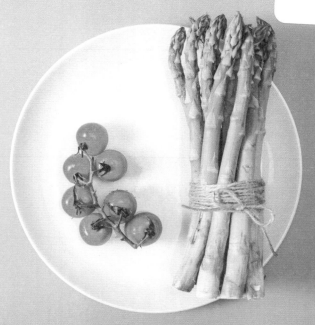

江苏凤凰科学技术出版社
·南京·

图书在版编目（CIP）数据

降三高这样吃 / 左小霞主编. —南京：江苏凤凰科学技术出版社, 2021.05（2025.01重印）
（汉竹·健康爱家系列）
ISBN 978-7-5713-1745-4

Ⅰ.①降… Ⅱ.①左… Ⅲ.①高血压－食物疗法－食谱②高血脂病－食物疗法－食谱③高血糖病－食物疗法－食谱 Ⅳ.①R247.1②TS972.162

中国版本图书馆CIP数据核字（2021）第011145号

凤凰汉竹

中国健康生活图书实力品牌
版权归属凤凰汉竹，侵权必究

降三高这样吃

主　　　编	左小霞
编　　　著	汉竹
责 任 编 辑	刘玉锋
特 邀 编 辑	陈岑
责 任 校 对	仲敏
责 任 监 制	刘文洋

出 版 发 行	江苏凤凰科学技术出版社
出版社地址	南京市湖南路1号A楼，邮编：210009
出版社网址	http://www.pspress.cn
印　　　刷	江苏凤凰新华印务集团有限公司

开　　　本	720 mm × 1000 mm　1/16
印　　　张	16
字　　　数	300 000
版　　　次	2021年5月第1版
印　　　次	2025年1月第12次印刷

标 准 书 号	ISBN 978-7-5713-1745-4
定　　　价	42.00元

图书如有印装质量问题，可向我社印务部调换。

导读

　　很多"三高"患者常常抱怨，在外聚餐时，饭店的东西太过油腻厚重；面对美食诱惑，一不小心就吃多了……面对"居高不下"的血压、血脂、血糖，本书提供了多道降"三高"菜谱，轻轻松松解决患者们的饮食难题。

　　本书包含50种谷类、蔬果、中药材，560道菜谱，教你用手边的常用食材，烹制出适合"三高"人群食用的美味菜肴。

　　外出就餐吃多了，不要怕，这里有一天降"三高"食谱；如果近期疏于身体管理，血压、血脂、血糖升高了，别担心，这里也有4周降"三高"食谱。按书上的食谱做饭，控制好饮食，就能降"三高"。

　　书中的食材，既适合高血压、高脂血症患者，也适合糖尿病患者。吃什么，怎么吃，吃多少，让您在家就能吃到三甲医院营养科主任医生配比的营养餐。有了这本书，"三高"人群再也不需要为怎么吃而头疼了。一本书帮你解决"三高"难题。

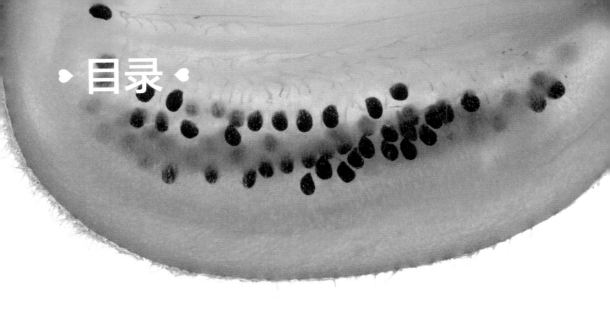

目录

第一章

营养师说"三高"

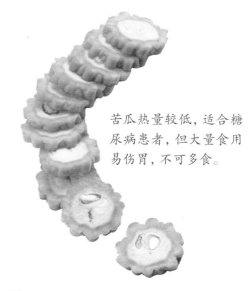

苦瓜热量较低，适合糖尿病患者，但大量食用易伤胃，不可多食。

第四章
高效降血脂食谱

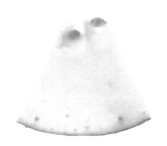

冬瓜能清热利尿，降"三高"。

第五章
"三高"并发症饮食方案

降"三高"就该这么吃

体形饱满，表面绒毛不易脱落、酸甜适中的猕猴桃，适合"三高"人群食用。

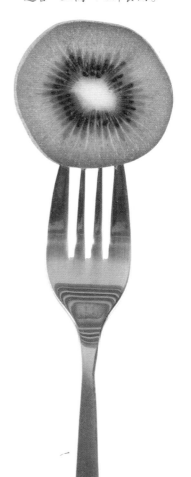

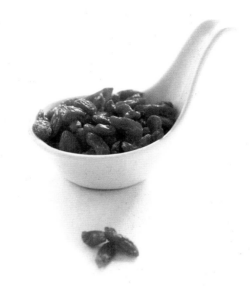

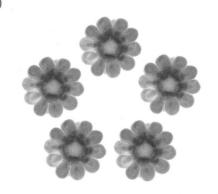

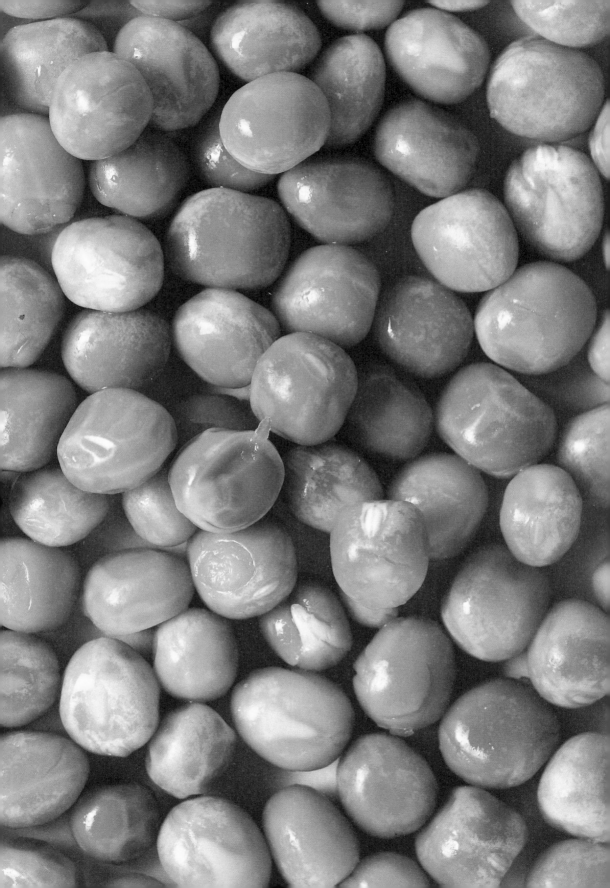

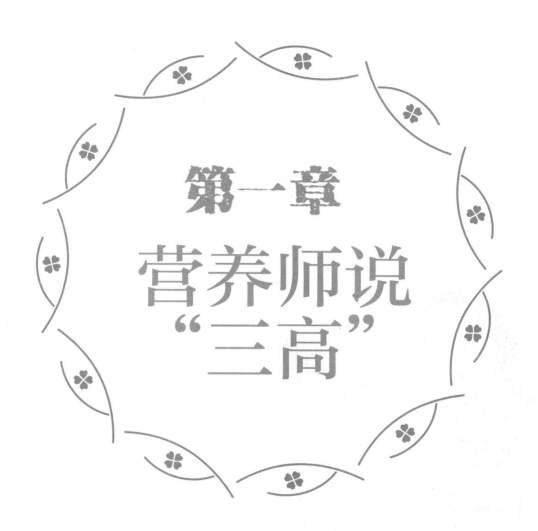

第一章

营养师说

"三高"

"三高" = 高患病率 + 高医疗费 + 高危险性

"三高"即人们通常所说的高血压、高脂血症和糖尿病的总称，常被人们称为"富贵病"。

在我国，"三高"更是以高患病率、高医疗费、高危险性著称。"三高"属于终身病，更是生活方式病。即便投入高额的医疗费用，也很难根治。此外，这三种病互为因果，得了其中一种病，若不加以高度重视，就很容易患上另外两种。因此，防治三高更是迫在眉睫。

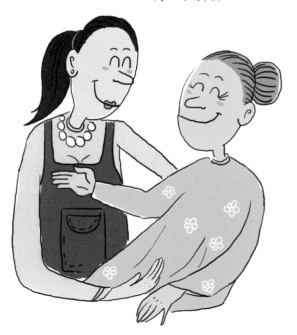

家人的照顾以及乐观的心态，是战胜"三高"的前提。

1 **高血压**：国家卫健委2019年8月发布数据，2015年我国18岁以上居民高血压患病率为27.9%，全国已有高血压患者约2.5亿。而且因为高血压导致的残疾率、死亡率都很高，它成为国人"第一疾病"。

2 **高脂血症**：国家卫健委2015年发布数据显示，2012年我国成年人血脂异常患病率为40.4%，呈现国民血脂异常的普遍暴露状态。近年来发病人群有年轻化的趋势。此外，肥胖的人也比较容易患上高脂血症。

3 **糖尿病**：国际糖尿病联盟发布的新一版《全球糖尿病概览》中指出，截止2019年，20~79岁人群中，我国糖尿病患者数排名第一，约1.164亿人，而每年在中国因糖尿病而导致的死亡人数约83.4万人。

高血压

世界卫生组织建议使用的血压标准是：凡正常成年人收缩压应小于120毫米汞柱，舒张压应小于80毫米汞柱。如果成年人收缩压、舒张压持续等于或大于以上数值，就可能患上了高血压。

高血压的危害

高血压是世界上最常见的心血管疾病，常引起心、脑、肾等靶器官的并发症，严重危害着人类健康。

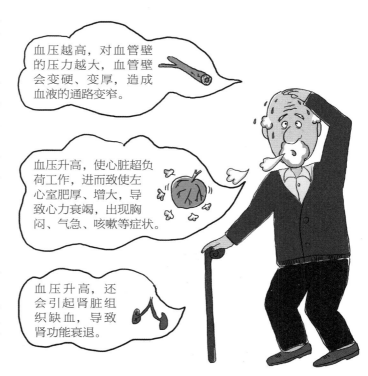

血压越高，对血管壁的压力越大，血管壁会变硬、变厚，造成血液的通路变窄。

血压升高，使心脏超负荷工作，进而致使左心室肥厚、增大，导致心力衰竭，出现胸闷、气急、咳嗽等症状。

血压升高，还会引起肾脏组织缺血，导致肾功能衰退。

【 血压水平分类表 】

类别	收缩压（毫米汞柱）	舒张压（毫米汞柱）
理想血压	< 120	< 80
正常血压	< 130	< 85
正常高值	130~139	85~89
高血压		
1级（轻度）	140~159	90~99
2级（中度）	160~179	100~109
3级（重度）	≥ 180	≥ 110
单纯收缩期高血压	≥ 140	< 90

【血脂值标准】

分类	总胆固醇（毫摩/升）	甘油三酯（毫摩/升）	低密度脂蛋白（LDL）（毫摩/升）	高密度脂蛋白（HDL）（毫摩/升）
正常范围	< 5.2	< 1.7	< 3.4	—
升高	≥ 6.2	≥ 2.3	≥ 4.1	—
降低	—	—	—	< 1.0

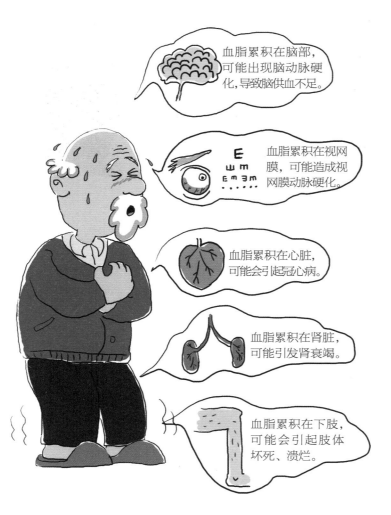

血脂累积在脑部，可能出现脑动脉硬化，导致脑供血不足。

血脂累积在视网膜，可能造成视网膜动脉硬化。

血脂累积在心脏，可能会引起冠心病。

血脂累积在肾脏，可能引发肾衰竭。

血脂累积在下肢，可能会引起肢体坏死、溃烂。

高脂血症

过多的脂类物质进入血液，会引起血液中总胆固醇、甘油三酯、低密度脂蛋白中一项或多项水平高于正常标准，或高密度脂蛋白水平低于正常标准。这种血液中血清脂类物质代谢异常被称为高脂血症或血脂异常。

高脂血症的危害

高脂血症不仅是造成冠状动脉硬化性心脏病的最主要因素，还会危害人体的多个器官。长期不重视不治疗，易引起心绞痛、心肌梗死、脑卒中。

【 血糖值标准 】

分类	空腹血糖 （毫摩/升）	OGTT[1]2小时血糖 （毫摩/升）
正常范围	4.4~6.0	<7.8
糖尿病前期	6.1~7.0	7.8~11.1
糖尿病[2]	> 7.0	> 11.1

糖尿病

糖尿病是内外因素长期共同作用所导致的一种慢性、全身性、代谢性疾病，其基本特点是血糖含量升高，尿中出现葡萄糖，脂肪、蛋白质、矿物质代谢紊乱。

糖尿病的危害

糖尿病不但会导致高血压、脑卒中、冠心病等心脑血管疾病，还可能引发肾功能不全、失明、足部疾病等多种严重的并发症，甚至引发死亡。

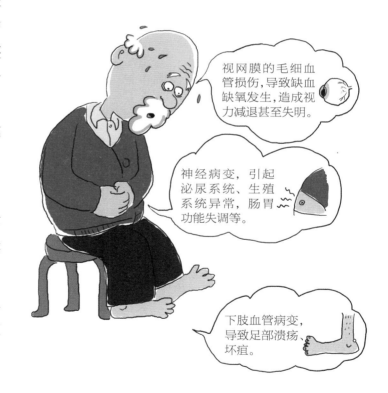

视网膜的毛细血管损伤，导致缺血缺氧发生，造成视力减退甚至失明。

神经病变，引起泌尿系统、生殖系统异常，肠胃功能失调等。

下肢血管病变，导致足部溃疡、坏疽。

注①：OGTT，即口服葡萄糖耐量试验。若出现空腹血糖增高，或糖耐量减低，都需再做口服葡萄糖耐量试验，才能判断是否为糖尿病。

注②：糖尿病诊断还有一种方式为随机血糖，其标准是任何一次血糖检测中血糖值超过11.1毫摩/升，并且伴随糖尿病症状（如多尿、口渴或不能解释的体重减轻），即可诊断为糖尿病。

"三高"互为因果，害处叠加

医学上，将以胰岛素抵抗为病理基础的代谢症候群，包括肥胖、糖尿病、高血压、高脂血症、高尿酸、脂肪肝等，统称为代谢综合征。

从表面上看，"三高"有各自不同的发病机理和病理变化，但深入分析就会发现，人只要患有"三高"其中一种疾病，则患另两种疾病的风险比一般人高出很多倍。

资料显示，60岁以上患有高血压的人群中，有40%~45%的人同时还患有糖尿病或高脂血症；50%左右的糖尿病患者都并发有高血压、高脂血症等。

高血压、高脂血症、糖尿病发病率高，后果严重，其并发症如肾病、脑卒中、心肌梗死等更是严重危及生命，因此"三高"已成为现代人生命不能承受之"高"。

健康人群应通过积极调整饮食、均衡营养、加强锻炼、戒烟戒酒等有效的方式进行预防，而已经患有"三高"的人群，更应该在进行药物治疗的同时，积极调整生活习惯。

糖尿病患者体内胰岛素不足时，会降低体内脂酶活性，使血脂增高；而肥胖伴高脂血症患者，易产生胰岛素抵抗，诱发糖尿病。因为糖尿病患者往往伴有高脂血症，所以人们称它们为"姐妹病"。

糖尿病和高血压可能存在共同的遗传基因，并且血糖高也易引起血压升高，所以医学上将糖尿病与高血压视为同源性疾病。

另外，血脂增高极易引发高血压，血压升高又会造成血脂异常，所以高血压和高脂血症互为因果。

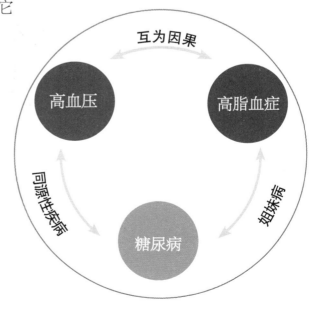

什么人容易得"三高"

有研究表明，肥胖是造成"三高"的原因之一。超重或肥胖者，高血压及糖尿病的患病率是正常人的数倍。40岁以上的糖尿病患者，70%~80%有病前肥胖史。

测试1：体重指数（BMI）

BMI＝体重（千克）÷[身高（米）]²

测试2：腰围测量

脂肪若堆积在腹部，将会比堆积在其他部位（如手臂、大小腿、臀部等）更容易引发慢性疾病，因此人们常用腰围来评估肥胖程度。

测量部位：肚脐以上2.5厘米处。

测试3：体脂率测量

体脂率＝1.2×BMI+0.23×年龄－5.4－10.8×性别。其中男性性别取值为1，女性取值为0。

测试4：体重测量

标准体重（千克）＝身高（厘米）－105

用自己的实际体重除以标准体重，根据结果可判定自己的体重状况。

测试1

BMI值	体重情况
<18.5	过轻
18.5~23.9	标准
24.0~27.9	超重
28~29.9	轻度肥胖
30~34.9	中度肥胖
≥35	重度肥胖

测试2

男性	腰围<90厘米	正常
女性	腰围<80厘米	正常

测试3

性别	年龄	理想体脂肪率
男性	≤30岁	14%~20%
	>30岁	17%~23%
女性	≤30岁	17%~24%
	>30岁	20%~27%

测试4

结果	判定
<80%	消瘦
80%~89.9%	偏轻
90%~110%	正常
>110%	超重
>120%	肥胖

5 种吃法诱发"三高"

你是否有这样的感觉，周围身体发胖的朋友越来越多；总感觉自己的行动比前一段时间笨拙了许多。伴随着肥胖而来的可能是高血压、高脂血症、糖尿病、冠心病、胆结石、前列腺疾病、肾脏疾病、脂肪肝、胰腺炎……很多疾病的患病风险都会随之增加。那么这一切都是怎么回事呢？

有些人认为，人想吃什么就是身体里面需要什么。这种错误的认识让许多人毫无节制，大吃特吃。于是，那些高油脂、高蛋白、高盐、高糖、高嘌呤、刺激性食物的大量摄取，让很多人饱了口福，却损害了身体。

吃3片香肠，就相当于摄入了约3克盐。

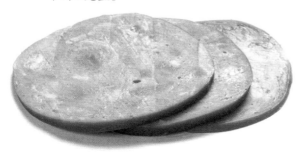

这些饮食习惯，你有吗？

1 暴饮暴食

即在短时间内进食大量食物，超过胃肠的负荷。暴饮暴食可引起急性胃扩张，诱发急性胃肠炎、急性胃溃疡、急性胃穿孔，甚至心脏病等，还可能诱发急性胰腺炎。可以说，暴饮暴食是饮食的第一大忌。

2 口味重

摄入的盐越多，越会增加高血压的发病风险，对健康非常不利。世界卫生组织（WHO）推荐：健康人每日摄入盐总量不宜超过6克，糖尿病非高血压患者不超过5克，高血压患者不超过3克，糖尿病并发高血压患者不超过2克。

3 大量饮酒或饮烈性酒

血压与饮酒习惯及饮酒量之间呈显著正相关。饮酒过量或长期饮用烈性酒，会增加高血压、脑卒中等疾病的发病率，损害肝、肺和神经系统的功能，还会刺激胃黏膜，降低食欲，引起消化不良等各种胃肠疾病。

4 大量进食腌制食物

腌制食物是亚硝酸盐含量非常高的食物，比如咸菜。咸菜是很下饭的食物，特别是与粥搭配作早餐，但是要注意在日常生活中应尽量少吃咸菜。因为咸菜在腌制的过程中，会加入大量的盐，而这些盐经过长期的腌制容易形成亚硝酸盐，易引发"三高"问题。

5 大量吃糖

一些人喜食甜食，每日与糖为伴。殊不知，吃糖过多对健康不利，会引起血糖偏高甚至糖尿病等疾病。《中国居民膳食指南》推荐每人每天食用精制糖不超过50克，最好不超过25克。在日常生活中，大家应该恪守科学吃糖"五个不"的原则：①餐前不吃糖果；②餐后不马上进食甜品或喝含糖饮料；③空腹不吃甜品、糖果；④不一次性大量吃糖；⑤重度糖尿病患者不宜吃糖。

很多疾病都是人们在不经意间的不科学饮食所引起的，比如我们通常所说的高血压、高脂血症、糖尿病。但人食五谷杂粮，岂能无病？"管住你的嘴，活动你的腿，健康不后悔"。因此，我们一定要把好"病从口入"关，少吃高热量、高脂肪、高盐、高糖的食物，做到"粗细搭配，不甜不咸，三四五顿，七八分饱"。

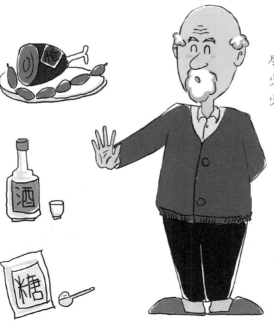

尽量不吃腌制食物，少饮酒，老年人更应少吃糖。

营养师的健康饮食法则

高血压、高脂血症、糖尿病与人们的日常饮食习惯密切相关。过量摄入"三高膳食"（即高热量、高脂肪、高胆固醇的膳食）是导致"三高"的重要原因。

人类必需的营养元素多达40余种，这些营养素必须通过食物摄入来满足人体需要。食物各有其营养优势，没有好坏之分，关键在于如何选择食物的不同种类和数量进行搭配。

为此，中国营养学会针对我国居民膳食结构中存在的问题，推出了"中国居民平衡膳食宝塔（2016）"，将五大类食物合理搭配，构成符合我国居民营养需要的平衡膳食模式。

平衡膳食宝塔

平衡膳食宝塔由五层组成，包含我们每天应吃的主要食物种类。宝塔各层位置和面积各不相同。需要注意的是，"宝塔"建议食物的摄入量是指食物未被烹饪或加工前的重量。

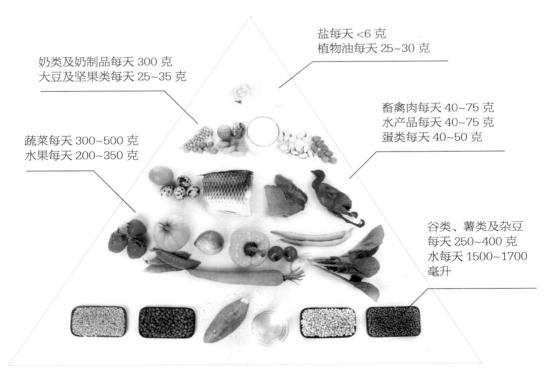

盐每天 <6 克
植物油每天 25~30 克

奶类及奶制品每天 300 克
大豆及坚果类每天 25~35 克

畜禽肉每天 40~75 克
水产品每天 40~75 克
蛋类每天 40~50 克

蔬菜每天 300~500 克
水果每天 200~350 克

谷类、薯类及杂豆
每天 250~400 克
水每天 1500~1700
毫升

平衡膳食宝塔

"宝塔"表现平均量，不同的人要视情况而定

每日膳食中应尽量包含"膳食宝塔"中的各类食物，但无须每日都严格照着"膳食宝塔"的推荐量进食。但在一段时间内，比如1周内，各类食物摄入量的平均值应当符合建议量。

建议大家根据"膳食宝塔"，把营养与美味结合起来，按照同类互换、多种多样的原则调配一日三餐。同类互换就是"以粮换粮、以豆换豆、以肉换肉"。

我国成年人每日应吃的300克蔬菜中，深色蔬菜最好占一半。深色蔬菜指深绿色、红色、橘红色、紫红色蔬菜等，它们通常富含胡萝卜素，在体内能转变为维生素A。

·注意·

❶ 食物多样，谷类为主。❷ 多吃蔬菜、水果和薯类。❸ 每天吃奶类、大豆或坚果类。❹ 吃适量鱼肉、禽肉、蛋类、猪瘦肉，少吃肥肉和动物油。❺ 食量与体力活动要平衡，保持适宜体重。❻ 吃清淡少盐的食物。❼ 不建议饮酒。❽ 吃清洁、卫生、新鲜的食物。

蔬菜品种远多于水果，而且多数蔬菜的维生素、矿物质、膳食纤维和植物化学物质含量高于水果，故推荐"每餐有蔬菜，每日吃水果"。但切记，蔬菜水果不能相互替代。

保证每日食物的多样性

按照合理比例，广泛摄入各类食物，才能达到营养均衡，满足人体各种营养需求。谷类是每日饮食的基础，提倡食用部分粗杂粮。每日进食40~75克猪瘦肉，每周进食2~3次海鱼。每日进食300~500克蔬菜和200~350克水果，多选用红色、黄色和深绿色的蔬菜水果。每日进食25~35克大豆及坚果类，每日饮用300克牛奶或酸奶。

清淡少盐更健康

盐可增强体内淀粉酶的活性，促进淀粉消化，促进小肠吸收葡萄糖，增加血液黏稠度；盐也是调节血管硬度的阀门。因此"三高"人群尤其要注意采用低盐饮食。

每日6~8杯水

"三高"人群应养成定时喝水的好习惯，每天平均分配喝6~8杯水的时间，不要等到口渴了再喝。

控制热量摄入是关键

"三高"人群，尤其是糖尿病患者，摄入合理的食物热量非常重要。热量过多，就会加重病情；热量过少，又会导致营养素摄入不足。总之，热量过多或过少都不利于病情的控制。

什么是热量

营养学上所说的食物热量，是指食物中可提供热能的营养素，经过消化道进入体内代谢释放，成为机体活动所需要的能量。

三步算出每日所需热量

第一步：测算体重情况

标准体重（千克）＝身高（厘米）－105

当实际体重在理想体重的90%~110%内时，体重属于正常；当实际体重超过理想体重的120%时，则为肥胖；当实际体重少于理想体重的80%时，则为消瘦。

第二步：计算活动强度

不同活动消耗的热量不同，所以日常活动是计算热量摄入的一个重要依据。一般来说，办公室工作、下棋、打牌、看电视、买菜等活动属轻体力活动，周末大扫除、游泳、跳舞等活动属于中等体力活动，从事搬运工作、装卸工作、建筑工作或进行半个小时以上球类运动等，属于重体力活动。

第三步：算出1日总热量

1日需要的总热量＝1日每千克标准体重所需热量 × 标准体重

举例：一位患有糖尿病的女士，身高165厘米，体重75千克。因为年纪大了，平日也就买买菜，看看电视，那她一天需要摄入多少热量呢？可以做以下简易地计算。

成人糖尿病患者每日热能供给量（千卡/千克理想体重）				
体重	卧床	轻体力活动	中体力活动	重体力活动
消瘦	20~25	35	40	40~45
正常	15~20	30	35	40
肥胖	15	20~25	30	35

1千卡≈4185.85焦

❶测算体重情况

165−105=60（千克）

这位女士的标准体重为60千克，实际体重为75千克，为理想体重的125%，属于肥胖。

❷计算活动强度

平日买买菜、看看电视属于轻体力活动，每日所需热量为20~25千卡/千克理想体重。

❸算出1日总热量

1日总热量（下限）=20千卡 × 60千克=1200千卡

1日总热量（上限）=25千卡 × 60千克=1500千卡

因此，这位女士每日所需要的总热量为1200~1500千卡。一般年纪偏大，运动量不大的糖尿病患者，每日摄入总热量1600~1700千卡就可以了。年纪轻、运动量较大的糖尿病患者，则摄入1800~2100千卡就行。控制热量不像用药，可以有上下10%的波动。

会用"食物交换份"

如何既保证热量摄入不过多，又保证摄取的营养足够和均衡呢？这就要靠"食物交换份"来帮忙了。

将食物分成谷类、水果类、蔬菜类、肉类、蛋类等不同种类，然后确定大约90千卡为一个交换单位，再计算出一个交换单位的各类食物的大致数量，就可以按照每天自己应该摄入的总热量来自由交换各类食物。在总热量不变的情况下，食物可以换着吃。

在控制总热量的同时，掌握好三大产热营养素的比例，即碳水化合物占总热量的55%～65%，脂肪占20%～30%，蛋白质占10%～15%，构成"平衡膳食"。

以下是各食物大类之间的互换。在每一类食物中，因为每一种食品所含的营养存在差异，所以各类食品之中有更加详细的互换。比如，25克粳米可以交换成100克土豆。

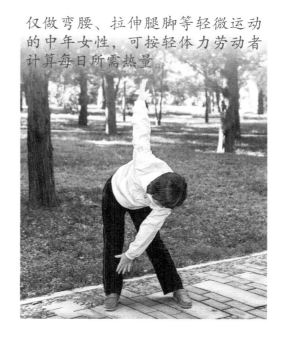

仅做弯腰、拉伸腿脚等轻微运动的中年女性，可按轻体力劳动者计算每日所需热量。

等值水果类食物交换表 (1个交换单位，热量90千卡，单位：克)

西瓜	290	草莓	281
猕猴桃	147	橘子、橙子	200
梨、桃、苹果	200	柿子、香蕉	150

等值蔬菜类食物交换表 (1个交换单位，热量90千卡，单位：克)

各类叶菜	500	各类瓜菜	500
洋葱、蒜苗	225	丝瓜	450
绿豆芽、鲜蘑	500	胡萝卜	281
南瓜、花菜	350	山药、莲藕	150

等值肉、蛋类食物交换表 (1个交换单位，热量90千卡，单位：克)

兔肉	100	带鱼	80
鸡肉	50	鸭肉	50
鱼类	80	鸡蛋（约1个）	60
猪瘦肉	50	鸭蛋（约1个）	60
火腿、香肠	20	鱿鱼	100

等值豆、奶类食物交换表 (1个交换单位，热量90千卡，单位：克)

大豆	25	黑豆、青豆	25
腐竹	20	芸豆、绿豆	40
牛奶	160	奶粉	20
无糖酸奶	130	脱脂奶粉	25

等值油脂、坚果类食物交换表 (1个交换单位，热量90千卡，单位：克)

各类植物油	10	核桃仁、花生米	15
葵花子（带壳）	25	西瓜子（带壳）	40

等值谷物类食物交换表 (1个交换单位，热量90千卡，单位：克)

粳米、小米、薏苡仁、糯米	25	生面条	35
小麦面粉、玉米面	25	鲜玉米	200

三餐吃对，就能降"三高"

"三高"人群饮食总则

一日三餐的主食和副食应该粗细搭配，动物食品和植物食品要有一定的比例，最好每天吃些豆类、薯类和新鲜蔬菜。

一日三餐的科学分配是根据每个人的生理状况和工作需要来定的。如果按食量分配，早、中、晚三餐热量比例应该是3：4：3。

两餐间隔的时间要适宜。一般食物在胃里停留的时间是4~5小时，两餐的间隔以5~6小时比较合适。"三高"人群要控制油、盐的摄入量。每餐用油不能超过10克，即1个食物交换份。每日用盐不能超过5克。

早餐：要吃好

就餐时间：起床后活动30分钟，此时食欲较好，是吃早餐的最佳时间。

营养总量：占一日总量的30%为宜，即主食100~150克，热量400~600千卡，食物交换份4~8份。

平衡搭配：白色（牛奶）、橙色（果汁）、红色（果酱）、黄色（麦片）、绿色（蔬菜）、黄白相间（各种主食）。

早餐的最佳食物

鸡蛋、牛奶、猪瘦肉、豆浆、果汁、绿叶蔬菜、水果、面包、馒头、花卷、米粥、西红柿等。

早餐不建议选用的食物

各种油炸食物，如油条、油饼、炸糕、炸馒头片等。

建议"三高"患者养成早餐喝一杯脱脂牛奶的习惯，既能补充营养，摄入的热量也不会太高。

【"三高"人群早餐食谱推荐】

时间	参考食谱
星期一	牛奶（250克） 水煮鸡蛋（1个） 粗粮面包（50克） 凉拌芹菜丝（250克）
星期二	豆浆（250克） 茶叶蛋（1个） 萝卜包（100克）
星期三	牛奶（250克） 麻酱花卷（50克） 凉拌黄瓜（100克）
星期四	豆浆（250克） 水煮鸡蛋（1个） 玉米（100克） 凉拌青笋丝（150克） 柚子（100克）
星期五	牛奶（250克） 小馒头（50克） 凉拌海带丝（150克） 番石榴（100克）
星期六	脱脂牛奶（250克） 水煮鸡蛋（1个） 青菜包（100克） 梨（100克）
星期日	无糖酸奶（250克） 粗粮面包（50克） 茶叶蛋（1个） 黄瓜（200克）

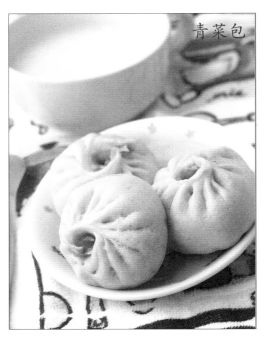

青菜包

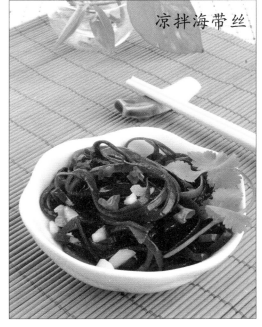

凉拌海带丝

午餐：要吃饱

午餐是每天很重要的一餐，必须要吃饱。

营养总量：午餐热量应占每天所需总热量的40%。

主食选择：75~125克，热量250~450千卡，食物交换份3~5份，可在米饭、馒头、面条等主食中任意选择。

副食选择：50~100克的肉禽蛋类，热量200~400千卡，食物交换份2~4份。50克豆制品，热量200千卡，食物交换份2份。200~250克蔬菜，热量45千卡，食物交换份0.5份。

白领一族在吃午餐时，可选简单一些的茎类蔬菜、豆腐、海产植物作为午餐的搭配。

午餐的最佳食物

充足的主食；富含优质蛋白质的副食，如猪瘦肉、豆制品等；富含维生素C的食物，如新鲜蔬菜等。

午餐不建议选用的食物

各种油炸食物，如炸鱼、炸鸡、炸肉等；高脂肪、高胆固醇食物，如动物内脏、肥肉等。

【"三高"人群午餐食谱推荐】

时间	参考食谱
星期一	西红柿炒虾仁①（西红柿500克，虾仁80克） 清炒油麦菜（油麦菜100克） 米饭（粳米100克）
星期二	蒸冬瓜海米（冬瓜100克，海米5克） 西芹百合（西芹200克，百合20克） 鸡蛋炒饭（鸡蛋1个，米饭75克）
星期三	麻油鸡（鸡肉100克，芝麻油5克） 清炒西蓝花胡萝卜（西蓝花200克，胡萝卜50克） 西红柿鸡蛋汤（西红柿50克，鸡蛋1个） 花卷（面粉50克）
星期四	红烧鲤鱼（鲤鱼200克） 黑木耳炒白菜（白菜100克，水发黑木耳50克） 杂粮米饭（粳米50克，玉米、荞麦各25克）
星期五	肉丸冬瓜汤（冬瓜200克，肉丸50克） 蚝油生菜（生菜100克，蚝油5克） 杂粮米饭（粳米75克，红豆10克，糙米15克）
星期六	鸡丁炒豌豆（鸡肉100克，豌豆50克） 红烧草鱼（鱼肉100克） 二米饭（粳米、小米各50克）
星期日	红烧黄鳝（黄鳝200克） 炝圆白菜（圆白菜400克） 玉米饭（粳米、玉米各50克）

注①：本书提供的食谱建议每道菜用油不超过5克，书中食谱用油量不再特别说明。

晚餐：要吃少

因为晚餐比较接近睡眠时间，餐后的活动量也比白天大为减少，所以能量消耗也会降低很多。因此，晚餐不宜吃得过饱，"清淡至上"是晚餐必须遵循的原则。

就餐时间：最好在晚上6~8点。

营养搭配：主食必不可少，还应多摄入一些新鲜蔬菜，尽量减少含过多蛋白质、脂肪类食物的摄入。晚上喝酸奶更有益健康。

晚餐的最佳食物

适量主食、粥类或汤类食物，绿叶蔬菜、芽菜及富含优质蛋白质的食物，如鱼虾、猪瘦肉、豆制品等。

晚餐不建议选用的食物

各种油炸食物，高脂肪、高胆固醇食物，高热量食物，如各式甜点。

脑力劳动者的营养晚餐

例如，100克清蒸鲫鱼或素烧豆腐，200克凉拌芹菜或菠菜，一个玉米面的窝头，一小碗紫菜汤（不要加虾皮）或一碗牛奶燕麦粥。

【 "三高" 人群晚餐食谱推荐 】

时间	参考食谱
星期一	清蒸鲫鱼（鱼肉100克） 醋烩白菜（白菜100克） 葱花饼（面粉50克，葱花5克）
星期二	炖排骨（排骨100克） 清炒莴笋（莴笋100克） 玉米面豆粥（玉米面50克，扁豆15克） 花卷（面粉50克）
星期三	白灼虾（虾150克） 清炒花菜（花菜150克） 二米饭（粳米50克，小米25克）
星期四	香菇油菜（香菇30克，油菜100克） 小笼包（50克） 西红柿蛋花汤（西红柿50克，鸡蛋1个）
星期五	焖牛肉萝卜（牛肉、白萝卜各100克） 清炒芥蓝（芥蓝200克，虾皮5克） 千层饼（面粉75克）
星期六	炝炒绿豆芽（绿豆芽200克） 鱼头豆腐汤（鱼头100克，豆腐50克） 米饭（粳米75克）
星期日	冬瓜排骨（冬瓜100克，排骨50克） 清炒西葫芦（西葫芦100克） 杂豆米饭（粳米50克，红豆10克，黑豆15克）

进餐顺序有讲究

"三高"人群非常在意一日三餐的质和量，却往往忽视进餐顺序。

大多数人的进餐顺序为：鱼肉→蔬菜→主食→汤→甜点或水果。

殊不知，这种用餐顺序很容易造成摄入食物过多，影响营养吸收以及导致餐后血糖增高。

其实，只要稍微调整一下平日的进食顺序，就可以让我们的饮食既有质和量，又让我们远离疾病的烦恼。正确的进餐顺序是：汤→清淡的蔬菜→主食→肉类＋水果。

吃水果：餐前？餐后？两餐之间？

大多数水果都含大量的果糖和葡萄糖，进入小肠后会立刻被吸收。

餐前进食水果，会降低食欲，影响正餐中蛋白质、淀粉、脂肪等的摄入；餐后进食水果，会引起血糖浓度迅速增高，增加胰腺负担。糖尿病患者尤其不能餐后立即吃水果。

水果的推荐进食时间：两餐之间。每天上午9~10点，下午3~4点进食。

【进餐时的好习惯】

先喝汤	中国人一般习惯饭后喝汤，"三高"人群不妨先喝一小碗开胃汤（尽量选择油少的高汤，热量较低）
吃清淡的蔬菜	喝汤后先吃清淡的蔬菜，如叶菜、瓜类等低热量蔬菜，如果能凉拌或水煮，减少用油量更佳
吃主食与肉类	再吃主食与肉类，要一小口一小口地慢慢吃，你会发现即便比往常吃得少，也已经吃饱了

"三高"人群须限量摄入的食材

食物	注意事项
腊肉	脂肪含量高达50%；在制作过程中，肉中的很多维生素和矿物质几乎丧失殆尽；腊肉中钠的含量，更超过一般猪瘦肉平均钠含量的十几倍
牛髓、羊髓	甘温补虚之物，是一种高脂肪、高胆固醇食品，凡高血压、高脂血症、动脉硬化、糖尿病及心脑血管疾病患者，均不宜多食、常食
鸭蛋	鸭蛋（尤其是鸭蛋黄）的脂肪含量较高，胆固醇含量也较高，"三高"患者多食、常食容易加重心血管系统的负担
动物油	高热量、高胆固醇油脂，如每100克猪油含脂肪87.6克，胆固醇则高达931毫克，可产生热量829千卡，而蛋白质含量几乎为零
猪肾	俗称"猪腰子"，胆固醇含量颇高：据分析，每100克猪肾中含胆固醇高达405毫克，故高血压、血脂异常患者慎食
鱿鱼	含有大量胆固醇，食后会使血液中胆固醇含量升高，导致脂质代谢出现紊乱，有可能加重高血压、糖尿病、冠心病等患者的症状
高糖食品	各种糖、蜜饯、水果罐头、汽水、果汁、果酱、冰激凌、甜饼干、甜面包及糖制糕点等含糖量很高，高脂血症、糖尿病患者不宜食用
油炸食物	含有大量脂肪，高脂血症患者食用后，会使血液中的脂质水平升高，而血脂升高往往又是动脉硬化、高血压、冠心病等疾病的诱因之一

续表

食物	注意事项
榴莲	热量及糖分较高,肥胖、高血压、糖尿病患者不宜多吃;亦含较多钾,肾病患者应少吃
浓茶	高血压患者忌饮浓茶,尤其是忌饮浓烈红茶。因为红茶中所含的茶碱高,可能引起大脑兴奋、不安、失眠、心悸等不适,从而使血压上升
海鲜火锅	鱼饺、虾饺、各种丸子等,含有过量的油脂;海鲜火锅中油脂和嘌呤的含量更高,糖尿病、高脂血症、高血压患者应慎食
元宵	元宵以糯米粉为主材料,为求好吃、润口人们会加入较多的糖分及油脂,成为高糖分、高油脂、高热量食品,"三高"患者应慎食
腐乳	典型的高盐食品,单块4厘米见方的腐乳就含盐约5克,仅每天1块腐乳就已达到世界卫生组织规定的日食盐摄入标准,高血压患者应忌食
松花蛋	钠含量非常高,每100克松花蛋中钠含量可达542.7毫克。另外,蛋经过腌制后,饱和脂肪酸大大增加,"三高"人群食用后,会大大增加血液中胆固醇的浓度,加重脂质代谢紊乱的症状
鸡汤	鸡汤富含胆固醇,食用后会使血压增高,患有高血压、高脂血症的人不宜多喝鸡汤;尽管鸡汤较滋补,但糖尿病患者也不宜过多食用
螃蟹	含有较丰富的蛋白质和钙,但胆固醇、嘌呤含量较高,蟹黄中胆固醇含量更高,所以糖尿病、高血压、高脂血症患者应慎食

日常遇到以下情况要注意

起床时头晕，要平躺片刻再下床

一般来说，睡醒起床的一瞬间是脑卒中的高发时间。所以，早晨醒来后，不要急于起床。可先平躺在床上，活动一下四肢和颈部，适应起床时的体位变化，防止头晕。

平躺5分钟后慢慢坐在床边，活动活动上肢，然后下床活动，这样血压不会有太大波动。

洗澡最好用温水，时间不要太长

洗澡时，水温过高或过低都会刺激皮肤，引起血压不稳。洗澡时间不能太长，最好不要超过30分钟，否则易产生头晕目眩等症状。

饭后、酒后或过度疲劳时，都不应洗澡，以免发生意外。重症高血压患者洗澡时最好有人陪同。

夏季午后犯困需多喝水

夏季，天气干燥、闷热，人体极易缺水，高血压患者要多喝水。喝水可以补充人体所需的多种矿物质，水分还能稀释血液，有助于排出体内有害物质。因此，高血压患者每天建议喝约8杯水，每杯约为200毫升。

如果一次性喝水太多，血液吸收体内水分，造成血液循环量突然增加，心脏和血管短时间内无法调节，会引起血压升高。因此，应多喝水，但不是一次性多喝，而是适量、分次饮用。

高血压患者运动要把握好度

选择适合自己的运动方式，轻度高血压患者可选择游泳、快走、跳操等方式，中度高血压患者可选择

运动前，中老年人需转转脚腕，做好准备活动，以免受伤。

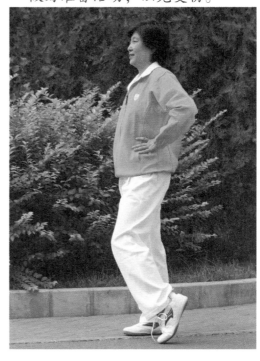

打太极拳、下棋等方式，而重度高血压患者只适合在室内休养，待血压得到控制后再运动。运动时间不要超过1个小时，否则体力不支，会使血压升高。

自我感觉良好时，随意调节药量？

高血压患者有时血压稍稍得到控制后，就认为自己身体已经康复，然后随意减少药量，这样做很有可能会使病情加重。

患者应在医生的指导下，选择合适的药物和药量来控制血压，不可自行增减药量。

高血压患者要知道，一旦确诊得了高血压，一般情况下是要长期服药的。随意停药会导致心、脑、肾等器官功能损伤，严重危害身体健康。因此，只有坚持长期服药，才能有效控制血压，让身体各器官有序运转。不过可根据医生建议调整药量和药物种类，以符合患者当前病情。

外出旅游备好药

高血压患者外出旅游前应做一次全面的身体检查，了解自己的血压状况，以及该状况下自己应选择哪些旅游项目，可向医生咨询意见。

出行前准备好降压药，除日常服用外，以备不时之需。严格遵照医嘱参加适宜自己的活动，注意多休息，保持合理的饮食规律。选择好旅行季节和天气，最好选在春季阳光明媚的日子，有利于愉悦身心，维持正常血压值。

忽然暴瘦，要检查是否得了糖尿病

一般来说，如果在短时间内没有人为原因，突然消瘦；或者在1个月内，体重下降了10千克以上，特别是中老年人，要及时就医，检查是否得了糖尿病，或其他基础代谢增高的疾病。

糖尿病患者泡脚水温不宜高

糖尿病患者每天用温水（水温不超过37℃）泡脚5~10分钟，有利于促进血液循环，疏通阻塞的血管，预防糖尿病足的发生。

但要注意，水温不能太高，以免烫伤皮肤，有皮肤腐烂者不适宜泡脚。

皮肤瘙痒时不要过分抓挠

血糖升高时，会导致渗透性利尿，多尿会导致脱水，从而引起皮肤干燥、瘙痒，女性还会有阴部皮肤瘙痒的症状。

此时，不要过分抓挠，否则会抓伤皮肤。正确的做法是，每天用温水冲洗，再用干净的毛巾擦干净，外敷止痒药物。如果发现脓包、疖肿等应及时就医。

糖尿病患者要及时防治便秘

便秘对普通人来说只是个很平常的毛病，多喝水，多吃蔬菜、水果，经常锻炼就能得到缓解。但是，对糖尿病患者来说，便秘则需要引起重视。

这是因为糖尿病导致的自主神经病变可引起顽固性便秘。排便是身体清理垃圾的过程，而长期便秘会使得代谢物长期留存体内，从而导致身体出现不适。

糖尿病患者外出要预防低血糖

糖尿病患者出行前要带全和带够药物，并且要妥善保管，以防药物失去药性。

同时别忘了随身携带病情卡。在乘车或乘机前，最好先测一下血糖，合理安排控糖药的使用。由于乘车时可能无法按时进食，所以糖尿病患者应随身携带零食，并应尽可能地保持原有的进食规律，防止出现低血糖症状。

如果不能保持，就要根据自身能量的消耗和食物交换原则，合理地改变和选择食物。

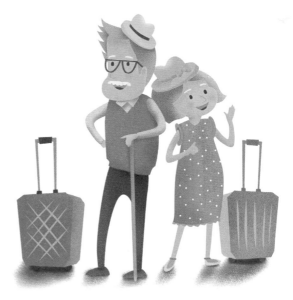

母乳喂养宝宝时,最好用人胰岛素

患有糖尿病的新妈妈可以用母乳喂养宝宝,因为母乳中含有的胰岛素,会在宝宝的消化道里被破坏,不易被吸收。但新妈妈最好选用人胰岛素,不要用动物胰岛素或胰岛素类似物。

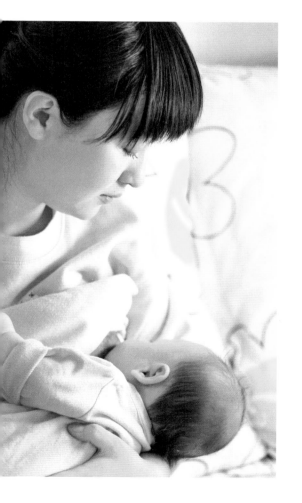

不可用饮料代替白开水

"三高"患者要注意及时补水。喝水时最好选用白开水或淡茶水,不要用饮料代替。

因为饮料中一般都含有糖,以及香精、色素等添加剂,这些对身体没有好处。如果长期用饮料代替白开水,还会导致排尿过多,出现脱水现象。因此,"三高"患者要多喝白开水,少喝或不喝饮料。

及时防治听力减退

"三高"患者,尤其是高脂血症患者血液的黏稠度较高,使得血小板聚集性增加,容易发生动脉硬化。内耳的动脉非常细小,动脉硬化可导致血流更加缓慢,以至于内耳供血不足,会影响内耳的听力,造成耳鸣。

高血压、高脂血症患者要积极接受治疗,这对于缓解听力是有帮助的。如果已经出现听力障碍,一方面要去医院的耳鼻喉科接受治疗,另一方面还应在饮食上下功夫,多吃含铁、锌的食物,少吃辛辣、油腻食物。

过节、去饭店吃饭怎么办

外出就餐与平常在家吃的不一样,"三高"患者掌握以下几个简单的饮食原则,就可以吃得放心。

1 运用食品交换份原则,既能品尝美味,又能控制总热量摄入。

例如主食中,25克粳米的热量和200克玉米、100克土豆的热量是一样的,都是1个食物交换份。蔬菜里,500克圆白菜、白菜、空心菜的热量和50克香菇的热量相当,也是1个食物交换份。

因此,"三高"患者可以选择不吃米饭、香菇而改吃玉米、土豆、圆白菜等热量相对较低的食物。

同样是肉类,25克肥牛羊肉的热量和50克瘦牛肉、80克鱼虾、100克鱿鱼、350克水发海参的热量一样。因此,食量较大的"三高"患者,可以选择热量较少的猪瘦肉、鱼虾,不仅可以增加饱腹感,还能减少身体负担,缓解病情。

举例来说,如果餐桌上有红烧肉和清蒸鲈鱼,"三高"患者最好食用鲈鱼。薯类、杂粮、杂豆拼盘和米饭、馒头、面条相比,对"三高"患者来说更健康。

2 尽量选择清淡的食物,少吃或不吃油腻食品。

饭店的食物,看起来色香味俱全,其实隐藏着很多"健康炸弹"。为了提升食物的口感,厨师会在饭菜里添加很多调料,比如鸡精、味精、盐、酱油、辣椒等调味。

所有这些,健康人群尚且不能多食,更何况"三高"患者。因此,在餐桌上,"三高"患者一定要有足够的自控力,少吃或不吃"重口味"的食物,尽量选择清淡的食物。

如果是节假日和亲朋好友聚餐，在点菜时，"三高"人群可以和亲友先说明情况，然后点一些淡口味的菜品，或者要求厨师少放油、盐、糖、味精等。如果是工作应酬，那就把食物摄入量减到平时的一半。

3 提高蔬菜摄入量，避免摄入太多蛋白质和脂肪。

蔬菜、水果的热量相对于主食、肉类来说是很低的，比如500克芹菜、竹笋、西葫芦的热量和25克粳米、小米、面粉，50克牛羊肉，100克豆腐的热量是一样的。因此，在外就餐时，"三高"患者可以适量吃新鲜蔬菜、低糖水果，减少摄入蛋白质和脂肪。

比如，"三高"患者可以多吃蒜蓉生菜、凉拌菠菜、青菜汤等，而对于油腻的干煸鱿鱼、干锅牛蛙、鲍鱼粥、酸汤肥牛等，为了身体健康，最好少吃。

4 吃新鲜的低糖水果，加工后的水果最好不要吃。

有些水果本身糖分含量就很高，饭店为了使水果更好吃，还要再进行加工，比如添加蜂蜜、白糖，再次加工的水果已经不是纯天然的，"三高"患者要谨慎食用。

比如，200克桃子的热量是1个食物交换份，如果是200克桃汁，热量就远远大于200克桃子。因此，"三高"患者，尤其是糖尿病患者，最好是吃纯天然的低糖水果，尽量少吃二次加工的水果。

5 不要喝酒。

如果无法推却，应尽量少喝。比如饮用啤酒不宜超过100毫升，葡萄酒不宜超过50毫升。喝酒后多喝些热水或蔬菜汁，让酒精尽快代谢。

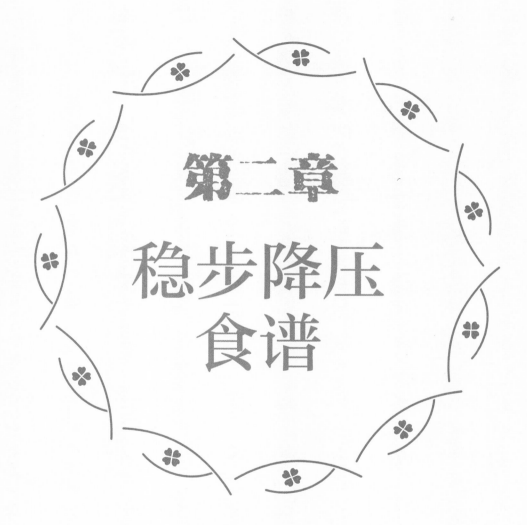

第二章

稳步降压
食谱

降压饮食原则

高血压和日常的饮食习惯密切相关，只有科学安排三餐饮食，再搭配合理的药物治疗，保持健康的生活方式，才能从源头上控制血压。

三餐定时，每餐七八分饱

高血压患者三餐应按时吃，饮食要清淡，少食多餐。三餐不定时，饥饱无度，极有可能造成暴饮暴食，加重病情。

肥胖是高血压的重要诱因之一。平日吃得过饱会使脂肪堆积，引发肥胖。总之，应遵循"早上吃好，中午吃饱，晚上吃少"的饮食原则，每餐七八分饱即可。

减少食盐的摄入量

医学研究证实，高血压发病率与食盐摄入量呈正相关。摄入过多的盐，血液中的渗透压就会增高，血容量增大的同时也会加重心脏负担，不容易控制血压。

这里说的"盐"，也包括酱油、腌渍食品等包含的盐。一般主张，轻度高血压患者每日摄盐量应在3克以下，而血压较高的患者每日摄盐量2克以下为宜，以免引起血压上升。

如果饮食中摄入了腌菜、酱油，那么就要减少盐的摄入量。建议高血压患者在厨房中备一个小盐勺，从而更好地限制盐分的摄入。

不吸烟少喝酒

吸烟会损害人体各组织器官。烟草中的尼古丁易导致血管收缩，增加下肢血管缺血坏死的概率。

吸烟还会导致血管内壁损伤，加速动脉硬化的形成，进而引起血压升高。故戒烟是高血压患者要遵守的重要原则之一。

高血压患者饮酒与血压升高有关联，饮用高度酒，多量饮酒及偶尔饮酒都会收缩血管，甚至出现意外。

尤其白酒中酒精含量相对较高，饮用白酒不仅不会活血降压，反而会降低降压药的药效。因此，高血压患者要学会自我管理，做到戒烟少酒。建议平时多运动，每周3次，每次30~60分钟。减轻精神压力，保持心态平和。

适当补钙

人体钙量充足时，可以促进体内钠的排泄，减少钠对血压的不利影响，有利于控制血压。

另外，钙还能降低血液中胆固醇含量，保护心脏。反之，人体内钙摄入量不足比过量摄入盐更易导致高血压，是引起高血压的重要原因。因此，及早通过饮食补充钙质，对控制血压是有帮助的。

不同人群对钙质的需求量不同，老年人容易钙流失，因此每天钙的摄入总量应不少于1000毫克，同样青少年和妊娠中、后期女性每日摄入的钙也应不少于1000毫克。

补充蛋白质

蛋白质是生命存在的物质基础，是机体细胞的重要组成部分。对于高血压患者来说，优质蛋白质可促进体内多余的钠排出体外，预防体内钠元素过多而引起的血压升高，因此，高血压患者要注意适量补充蛋白质。

但是，过多地摄取蛋白质也会引起血压升高。因此要保持合理的摄取量，每日摄入蛋白质的量以每千克体重1克为宜。

及时补水

高血压患者体内水分不足时，血液循环易受阻，补充人体所需水分，可稀释血液，预防习惯性便秘，也有助于排出体内有害物质。因此，高血压患者每天要喝约8杯水（不少于1600毫升），但不是一次性多喝，应适量、分次饮用。

控制脂肪的摄入量

有研究表明，饱和脂肪酸和胆固醇与血压呈正相关。

人体中饱和脂肪酸和胆固醇的含量过高，肾脏的排钾能力会降低，从而会降低对血压的控制。

此外，动物性脂肪含较多的饱和脂肪酸，而饱和脂肪酸是影响血脂的重要因素，会导致血清总胆固醇和低密度脂蛋白胆固醇水平升高。

因此，高血压患者要减少饱和脂肪酸和胆固醇的摄入量，尽量选用植物性不饱和脂肪酸，严格限制动物内脏、肥肉、鱼子等高脂肪食物的摄入量，少吃油炸食品。

1日
稳步降压食谱

　豆浆＋玉米面窝头＋凉拌金针菇

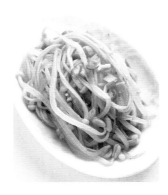

凉拌金针菇

【材料】金针菇75克，豆芽100克。

【调料】橄榄油、盐、白糖各适量。

【做法】①金针菇、豆芽分别洗净去根，沸水焯30秒，沥干。②橄榄油、盐、白糖调成味汁，淋在金针菇和豆芽上，拌匀即可。

功效　橄榄油特别适合凉拌，其所含的不饱和脂肪酸可降低血液黏稠度，调节血压。

☘ 午餐　米饭＋西蓝花炒虾仁＋口蘑炒莴笋

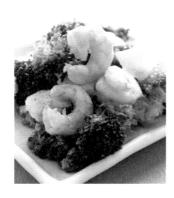

西蓝花炒虾仁

【材料】虾仁、西蓝花各100克。

【调料】盐、姜、料酒、植物油各适量。

【做法】①虾仁洗净，去除沙线；西蓝花洗净，掰成小块，焯水。②油锅烧热，下姜爆香，加虾仁、料酒翻炒。③加入西蓝花爆炒，加盐调味即可。

功效　虾仁与西蓝花搭配食用，营养丰富，脂肪含量低，富含钾、镁、钙等营养素。

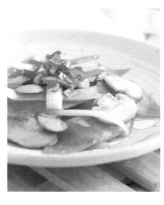

口蘑炒莴笋

【材料】口蘑50克，莴笋100克。

【调料】香葱、姜、盐、植物油各适量。

【做法】①口蘑洗净，去蒂，切片；莴笋去皮，切片。②油锅烧热，爆香葱、姜，放入莴笋片、口蘑片翻炒，加入盐，炒熟即可。

功效　口蘑含有蛋白质与钾，适合高血压患者食用。与莴笋同食，有利于减少总热量摄入。

❀ 晚餐　薏苡仁小米粥 + 芹菜炒豆腐干 + 清炒茼蒿

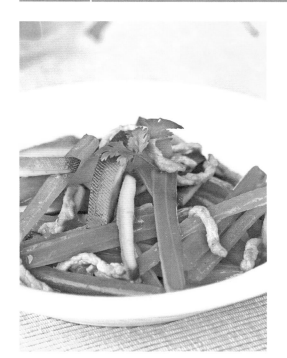

清炒茼蒿

【材料】茼蒿100克。

【调料】蒜、盐、白糖、植物油各适量。

【做法】①茼蒿择洗干净,沥水。②油锅烧热,将茼蒿放入快速翻炒。③炒至菜变软时,加入白糖、盐炒匀,出锅时放入蒜即可。

功效　茼蒿具有降血压、补脑的作用,这道菜可缓解高血压引起的头昏脑涨等情况。

芹菜炒豆腐干

【材料】芹菜100克,豆腐干、猪瘦肉丝各50克。

【调料】盐、植物油适量。

【做法】①芹菜洗净去叶,切成小段;豆腐干切同样大小。②油锅烧热,放入肉丝炒至变色,再放入豆腐干和芹菜段快炒后,加入适量盐调味,出锅盛盘即可。

功效　芹菜富含维生素B_1,豆腐干含有丰富的植物蛋白。这道菜具有平肝清热、稳定血压的功效。

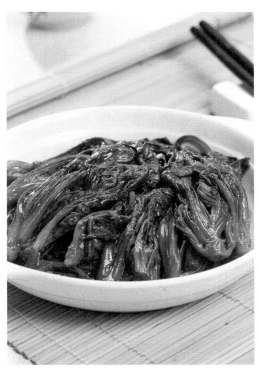

4周
稳步降压食谱
第1周降压食谱

周一	
早餐	白菜米粥（白菜100克，粳米50克）● 莴笋炒胡萝卜（胡萝卜、莴笋各100克）● 香蕉（250克）
午餐	二米饭（粳米、小米各50克）● 卤牛肉（70克）● 清炒豇豆（豇豆300克）
晚餐	蒸饺（小麦面75克，猪瘦肉50克，芹菜200克，芝麻油5克）● 苹果（100克）

周二	
早餐	米粥（粳米50克）● 全麦面包（小麦面25克）● 清炒冬笋（冬笋300克）● 蓝莓（100克）
午餐	米饭（粳米100克）● 平菇炒肉丝（平菇200克，猪瘦肉50克）● 紫菜汤（紫菜50克，芝麻油3克）● 苹果（100克）
晚餐	花卷（小麦面75克）● 山药炒肉片（山药100克，肉片50克）● 白菜香菇炒粉丝（白菜100克，粉丝15克，香菇20克）

周三	
早餐	煎饼（小麦面75克）● 拌豆芽（豆芽200克）● 梨（200克）
午餐	米饭（粳米100克）● 清蒸鲈鱼（鲈鱼150克）● 口蘑炒西红柿（口蘑50克，西红柿100克）
晚餐	小米粥（小米25克）● 花卷（小麦面50克）● 清炒藕片（莲藕100克）● 毛豆炒肉丝（毛豆70克，猪瘦肉30克）

周四	
早餐	牛奶（240克）● 玉米面花卷（小麦面50克，玉米面25克）● 清炒菠菜（菠菜200克）● 李子（200克）
午餐	红豆饭（粳米80克，红豆20克）● 红烧草鱼（草鱼100克）● 青椒土豆丝（青椒50克，土豆200克）
晚餐	米饭（粳米75克）● 平菇鸡蛋汤（平菇50克，鸡蛋1个）● 韭菜炒虾仁（韭菜100克，虾仁50克）

周五	
早餐	豆浆（大豆200克）● 水煮鸡蛋（1个）● 花卷（小麦面75克）● 拌芹菜（芹菜200克，芝麻油3克）● 苹果（100克）
午餐	米饭（粳米100克）● 清炒苋菜（苋菜200克）● 清蒸大黄鱼（大黄鱼100克）● 柚子（150克）
晚餐	萝卜牛肉包（牛肉25克，小麦面75克，胡萝卜200克）● 紫菜汤（紫菜5克，芝麻油3克）

周六	
早餐	玉米面饼（玉米面50克，小麦面25克）● 牛奶（240克）● 猕猴桃（200克）
午餐	杂粮饭（粳米50克，糙米30克，红豆20克）● 清炒茼蒿（茼蒿200克）● 香菇炖鸡（香菇50克，鸡肉100克）
晚餐	米饭（粳米75克）● 清炒萝卜丝（白萝卜150克）● 酱牛肉（牛肉70克）● 苹果（70克）

周日	
早餐	全麦面包（小麦面75克）● 无糖酸奶（260克）● 水煮鸡蛋（1个）
午餐	紫米饭（粳米、紫米各50克）● 鱼香茄子（茄子300克）● 红烧虾（虾150克）● 梨（100克）
晚餐	馒头（小麦面75克）● 清炒圆白菜（圆白菜300克）● 洋葱炒鸡肉（洋葱100克，鸡肉50克，油5克）

第 2 周降压食谱

	周一
早餐	豆浆（大豆200克）● 三鲜包子（水发黑木耳20克，猪瘦肉50克，鸡蛋1个，小麦面75克）
午餐	米饭（粳米100克）● 胡萝卜炖羊肉（胡萝卜200克，羊肉50克）● 黄瓜蛋汤（黄瓜100克，鸡蛋半个，芝麻油3克）
晚餐	牛肉粉丝菠菜汤（牛肉50克，粉丝35克，菠菜30克）● 烧饼（小麦面75克）● 苹果（150克）
	周二
早餐	南瓜粥（南瓜100克，粳米35克）● 全麦面包（小麦面50克）● 黄瓜（200克）● 苹果（150克）
午餐	米饭（粳米100克）● 排骨莲藕汤（排骨80克，莲藕50克，芝麻油4克）● 清炒生菜（生菜200克）
晚餐	蒸饺（小麦面100克，猪瘦肉25克，虾仁40克）● 紫菜萝卜汤（紫菜10克，白萝卜30克，芝麻油3克）
	周三
早餐	豆沙包（红豆25克，小麦面75克）● 无糖酸奶（260克）● 芝麻拌菠菜（菠菜50克，芝麻3克）
午餐	二米饭（粳米50克，小米40克）● 醋炝绿豆芽（绿豆芽200克）● 排骨炖土豆（排骨80克，土豆50克）
晚餐	黑米粥（粳米、黑米各20克）● 馒头（小麦面50克）● 洋葱炒鸡蛋（洋葱200克，鸡蛋1个）

周四	
早餐	玉米糁粥（玉米糁30克，粳米20克）● 全麦面包（小麦面50克）● 水煮鸡蛋（1个）● 苹果（150克）
午餐	米饭（粳米100克）● 鲤鱼豆腐汤（鲤鱼150克，豆腐50克）● 凉拌海蜇皮（黄瓜200克，海蜇皮100克，芝麻油5克）
晚餐	米饭（粳米75克）● 芹菜炒鸭肉（芹菜200克，鸭肉50克）● 清炒芦笋（芦笋200克）● 柚子（100克）

周五	
早餐	牛奶（240克）● 凉拌藕片（莲藕150克，绿叶菜30克，芝麻油5克）● 水煮鸡蛋（1个）● 花卷（小麦面50克）
午餐	牛肉面（牛肉70克，面条100克，芝麻油5克）● 桃子（200克）
晚餐	米饭（粳米75克）● 西红柿炒河虾（西红柿、河虾各100克）● 清炒菠菜（菠菜200克）

周六	
早餐	葱花饼（小麦面75克，葱花5克）● 凉拌花菜（花菜350克，芝麻油5克）● 水煮鸡蛋（1个）● 猕猴桃（100克）
午餐	米饭（粳米100克）● 茭白炒鸡丁（茭白200克，鸡丁50克）● 平菇油菜汤（平菇100克，油菜250克）● 苹果（150克）
晚餐	米饭（粳米75克）● 清炒豇豆（豇豆250克）● 芹菜炒牛肉（芹菜250克，牛肉50克）

周日	
早餐	馄饨（小麦面75克，猪瘦肉50克）● 水煮鸡蛋（1个）● 桃子（150克）
午餐	米饭（粳米100克）● 魔芋烧鸭（鸭肉75克，魔芋50克）● 清炒空心菜（空心菜300克）● 橘子（150克）
晚餐	玉米面窝头（玉米面45克，小麦面30克）● 凉拌土豆海带丝（土豆100克，海带丝50克）● 鸡汤白菜（鸡肉、白菜各50克）

第 3 周降压食谱

周一	
早餐	米粥（粳米50克）● 水煮鸡蛋（1个）● 凉拌豆芽（豆芽300克）● 香蕉（80克）
午餐	米饭（粳米100克）● 苦瓜炒肉（苦瓜200克，猪瘦肉50克）● 清蒸鲫鱼（鲫鱼100克）
晚餐	羊肉粉丝萝卜汤（羊肉、粉丝、白萝卜各50克）● 烧饼（小麦面50克）● 李子（200克）

周二	
早餐	红豆饭（粳米50克，红豆25克）● 清炒苋菜（苋菜300克）● 芒果（100克）
午餐	米饭（粳米100克）● 洋葱爆牛肉（洋葱150克，牛肉50克）● 西葫芦炒鸡蛋（西葫芦200克，鸡蛋1个）
晚餐	馒头（小麦面50克）● 韭菜炒豆腐干（韭菜150克，豆腐干50克）● 柚子（150克）

周三	
早餐	全麦面包（小麦面75克）● 无糖酸奶（260克）● 樱桃（150克）
午餐	米饭（粳米100克）● 莴笋炒肉（莴笋300克，猪瘦肉50克）● 素烧豆腐（豆腐150克）
晚餐	白菜肉包（猪瘦肉50克，白菜100克，小麦面100克，芝麻油3克）● 苹果（70克）

周四	
早餐	绿豆粥(绿豆25克,粳米25克)● 烧饼(小麦面75克)● 猕猴桃(150克)
午餐	米饭(粳米100克)● 清炒虾皮油麦菜(油麦菜300克,虾皮5克)● 胡萝卜炖牛肉(胡萝卜200克,牛肉100克)
晚餐	米饭(粳米75克)● 红烧鲤鱼(鲤鱼120克)● 清炒茄子(茄子200克)

周五	
早餐	煮玉米(鲜玉米200克)● 无糖酸奶(260克)● 烧饼(小麦面50克)● 凉拌油菜(油菜200克)
午餐	米饭(粳米100克)● 芹菜炒肉丝(芹菜100克,猪瘦肉30克)● 胡萝卜炒鸡蛋(胡萝卜50克,鸡蛋1个)
晚餐	猪瘦肉虾仁饺子(小麦面100克,猪瘦肉、虾仁各40克,西葫芦100克)

周六	
早餐	豆浆(大豆200克)● 馒头(小麦面75克)● 平菇拌油菜(平菇150克,油菜100克,芝麻油5克)● 柚子(150克)
午餐	米饭(粳米100克)● 白菜炖肉(白菜100克,猪瘦肉40克)● 黑木耳炒莴笋(水发黑木耳20克,莴笋100克)● 苹果(200克)
晚餐	香菇荠菜饺子(小麦面100克,猪瘦肉30克,香菇20克,荠菜200克,芝麻油5克)

周日	
早餐	全麦面包(小麦面75克)● 茶叶蛋(1个)● 凉拌黄瓜(黄瓜100克,芝麻油5克)● 猕猴桃(150克)
午餐	米饭(粳米75克)● 山药排骨汤(山药150克,排骨50克)● 西红柿炒鸡蛋(西红柿200克,鸡蛋1个)
晚餐	烧饼(小麦面75克)● 白菜羊肉粉丝汤(白菜100克,羊肉50克,粉丝25克)

第4周降压食谱

	周一
早餐	玉米糙粥（玉米糙35克，粳米40克）● 水煮鸡蛋（1个）● 凉拌菠菜（菠菜100克，芝麻油5克）● 苹果（150克）
午餐	胡萝卜鸡蛋炒饭（胡萝卜50克，黄瓜100克，鸡蛋1个，米饭100克）● 紫菜虾皮汤（紫菜15克，虾皮、芝麻油各5克）● 梨（100克）
晚餐	米饭（粳米75克）● 猪瘦肉炒圆白菜（猪瘦肉50克，圆白菜200克）

	周二
早餐	全麦面包（小麦面75克）● 凉拌紫甘蓝（紫甘蓝100克，芝麻油5克）● 凉拌茄子（茄子100克，芝麻油5克）● 柚子（300克）
午餐	米饭（粳米100克）● 肉末烧豆腐（牛肉35克，豆腐100克）● 肉丝炒芹菜（猪瘦肉50克，芹菜200克）
晚餐	二米粥（粳米15克，小米10克）● 玉米面窝头（玉米面25克，小麦面30克）● 冬瓜炒虾皮（冬瓜100克，虾皮10克）● 蒜苗炒猪瘦肉（蒜苗100克，猪瘦肉50克）

	周三
早餐	煮玉米（鲜玉米200克）● 无糖酸奶（260克）● 全麦面包（小麦面50克）● 凉拌芹菜（芹菜100克）
午餐	米饭（粳米100克）● 春笋烧肉（春笋150克，猪瘦肉50克）● 蒜薹炒鸡肉（蒜薹100克，鸡肉30克）
晚餐	米饭（粳米75克）● 青椒炒茄子（青椒、茄子各100克）● 清蒸鳕鱼（鳕鱼100克）

周四	
早餐	糙米饭（粳米30克，糙米25克）● 烧饼（小麦面50克）● 青椒炒鸡蛋（青椒100克，鸡蛋1个）● 李子（200克）
午餐	米饭（粳米100克）● 清炒西葫芦（西葫芦200克）● 鱼丸冬瓜汤（鱼肉70克，冬瓜100克）● 苹果（150克）
晚餐	葱花饼（小麦面75克，葱花5克）● 无糖酸奶（260克）● 凉拌木耳白菜（白菜100克，泡发木耳30克）

周五	
早餐	香菇肉包（香菇25克，猪瘦肉50克，小麦面75克，芝麻油5克）● 凉拌圆白菜（圆白菜100克）
午餐	米饭（粳米100克）● 莴笋炒鸡肉（莴笋100克，鸡肉50克）● 炒青椒（青椒150克）● 草莓（150克）
晚餐	芝麻饼（芝麻5克，小麦面75克）● 老鸭萝卜汤（鸭肉50克，白萝卜100克，芝麻油5克）● 柚子（200克）

周六	
早餐	黑米红豆粥（黑米25克，红豆15克，粳米10克）● 茶叶蛋（1个）● 凉拌金针菇（金针菇200克，芝麻油5克）● 橘子（150克）
午餐	米饭（粳米100克）● 茄子烧肉（茄子100克，猪瘦肉50克）● 红烧鸡腿（鸡腿100克）
晚餐	馒头（小麦面75克）● 清炒苦瓜（苦瓜200克）● 平菇烧牛肉（平菇150克，牛肉100克）

周日	
早餐	玉米面饼（玉米面55克，小麦面45克）● 凉拌白菜（白菜150克，芝麻油5克）● 香蕉（150克）
午餐	米饭（粳米100克）● 平菇烧肉（平菇200克，猪瘦肉50克）● 青菜鸡丸汤（青菜150克，鸡肉50克，芝麻油5克）
晚餐	二米粥（粳米50克，小米25克）● 海带炖排骨（水发海带100克，排骨50克）● 苹果（200克）

春季稳步降压
多吃养肝的食物

春季饮食指南

"春宜养阳"，高血压患者在春季要注意饮食清淡，控制油盐的摄入。春季宜养肝，可适量食用山药、大豆、银耳、南瓜、香蕉等清肝养脾的食物。

降压小妙招

春季，高血压患者应多到室外走走，与大自然接触。每日早晚可在公园散步40分钟左右，既能呼吸新鲜空气，又能健身降压。

· 小提示 ·
春天乍暖还寒，高血压患者要注意防寒保暖，预防心肌梗死、脑卒中等疾病。

一周食谱推荐

周一	
早餐	馒头（小麦面75克）● 豆浆（大豆50克）● 凉拌菠菜（菠菜100克，芝麻油3克）● 水煮鸡蛋（1个）● 苹果（200克）
午餐	米饭（粳米100克）● 韭菜炒绿豆芽（韭菜50克，绿豆芽100克）● 海带肉丝汤（水发海带50克，猪瘦肉20克）
晚餐	米饭（粳米100克）● 蒜蓉拌荠菜（荠菜100克，蒜5瓣）● 芹菜炒鸡蛋（芹菜100克，鸡蛋1个）

周二	
早餐	全麦面包（小麦面75克）● 香椿芽拌豆腐（香椿芽20克，豆腐50克，芝麻油3克）● 无糖酸奶（260克）
午餐	米饭（粳米100克）● 黑木耳炒白菜（水发黑木耳30克，白菜200克）● 芹菜炒肉丝（芹菜100克，猪瘦肉50克）● 紫菜汤（紫菜20克，芝麻油3克）
晚餐	蔬菜面（面条75克，油麦菜20克）● 蒜苗炒山药（蒜苗、山药各100克）● 樱桃（200克）

周三	
早餐	馒头（小麦面75克）● 蒜蓉茼蒿（茼蒿150克，蒜5瓣）● 茶叶蛋（1个）● 猕猴桃（200克）
午餐	米饭（粳米100克）● 什锦西蓝花（西蓝花100克，花菜、胡萝卜各50克）● 黄瓜鸡蛋汤（鸡蛋1个，黄瓜100克）● 柚子（200克）
晚餐	玉米面馒头（小麦面40克，玉米面30克）● 芹菜粥（粳米45克，芹菜50克）

周四	
早餐	葱花饼（小麦面50克，葱花5克）● 二米粥（小米30克，粳米45克）● 水煮鸡蛋（1个）● 橙子（100克）
午餐	米饭（粳米50克）● 蒸红薯（100克）● 韭菜炒绿豆芽（韭菜50克，绿豆芽100克）● 西红柿炖豆腐（豆腐100克，西红柿50克，芝麻油5克）
晚餐	杂粮粥（薏苡仁20克，红豆10克，粳米15克）● 菠菜炒肉丝（菠菜100克，猪瘦肉30克）● 紫菜蛋汤（紫菜10克，鸡蛋1个，芝麻油5克）● 梨（150克）

周五	
早餐	燕麦牛奶粥（牛奶100克，燕麦30克）● 全麦面包（小麦面50克）● 凉拌西红柿（西红柿100克，白糖2克）● 橘子（200克）
午餐	米饭（粳米100克）● 虾皮冬瓜汤（冬瓜100克，虾皮10克，芝麻油5克）● 春笋炒猪瘦肉（春笋100克，猪瘦肉50克）● 橙子（150克）
晚餐	韭菜饼（韭菜50克，小麦面70克，鸡蛋1个）● 红豆小米粥（小米20克，粳米15克，红豆10克）

周六	
早餐	青菜鸡蛋面（面条75克，青菜20克，鸡蛋1个，芝麻油3克）● 苹果（300克）
午餐	米饭（粳米125克）● 肉丝香菇炒芹菜（香菇20克，芹菜150克，猪瘦肉40克）● 鱼头汤（鱼头100克，芝麻油5克）
晚餐	米饭（粳米100克）● 黑木耳炒白菜（水发黑木耳30克，白菜150克）● 冬瓜排骨汤（冬瓜、排骨各50克）

周日	
早餐	豆浆（200克）● 芹菜香菇包（芹菜100克，小麦面75克，香菇50克，芝麻油5克）● 猕猴桃（100克）
午餐	米饭（粳米100克）● 西葫芦炒虾仁（西葫芦150克，虾仁100克）● 黄瓜肉丝汤（黄瓜100克，猪瘦肉30克，芝麻油3克）
晚餐	米饭（粳米75克）● 扁豆炒肉（扁豆100克，猪瘦肉50克）

夏季稳步降压
多吃祛暑养心食物

夏季饮食指南

夏季热浪滚滚，是高血压患者难熬的季节，因此饮食要以清淡、容易消化的食物为主，忌烟酒，少吃辛辣食物，多喝水，多吃绿叶蔬菜、莲子、绿豆等祛暑养心的食物。

降压小妙招

放松身心、保持愉悦的心情有助于夏季降压。高血压患者宜早睡早起，适量运动，保持精力充沛。

> · 小提示 ·
> 夏日切忌贪凉，忌过食寒凉食物。正午不宜外出，适当增加午睡时间。

一周食谱推荐

周一	
早餐	馒头（小麦面75克）● 绿豆汤（绿豆30克）● 芝麻酱拌苦菊（苦菊100克，芝麻酱5克）● 苹果（200克）
午餐	米饭（粳米75克）● 蒜薹炒茄子（茄子100克，蒜薹50克）● 青笋肉丝炒鸡蛋（猪瘦肉50克，鸡蛋1个，青笋100克）● 香蕉（75克）
晚餐	米饭（粳米75克）● 丝瓜炒虾仁（丝瓜100克，虾仁50克）

周二	
早餐	全麦面包（小麦面85克）● 水煮鸡蛋（1个）● 牛奶（240克）● 香蕉（150克）
午餐	米饭（粳米100克）● 山药炒莴笋（山药、莴笋各100克）● 油麦菜豆腐汤（油麦菜100克，豆腐50克，芝麻油5克）● 西瓜（200克）
晚餐	米饭（粳米100克）● 清蒸鲫鱼（鲫鱼150克）● 拌绿豆芽（绿豆芽100克，芝麻油5克）

周三	
早餐	玉米汁（玉米200克）● 南瓜饼（小麦面40克，南瓜10克）● 白菜炒虾米（白菜150克，虾米30克）● 猕猴桃（100克）
午餐	米饭（粳米100克）● 炒苦瓜（苦瓜200克）● 鱼丸青菜汤（鱼丸100克，青菜150克，芝麻油2克）
晚餐	萝卜肉包（白萝卜30克，猪瘦肉20克，小麦面75克）● 香菇鸡汤（鸡肉、香菇各50克，芝麻油2克）● 草莓（150克）

周四	
早餐	花卷（小麦面100克）● 水煮鸡蛋（1个）● 西芹苦瓜汁（西芹100克，苦瓜30克，蜂蜜适量）● 拌芥蓝（芥蓝150克）
午餐	米饭（粳米100克）● 炒鸡丁（鸡肉60克，玉米、胡萝卜各50克）● 西红柿豆腐汤（西红柿、豆腐各50克，芝麻油2克）
晚餐	米饭（粳米100克）● 茭白炒鸡蛋（茭白100克，鸡蛋1个）● 清炒芦笋白菜（芦笋、白菜各50克）

周五	
早餐	凉拌西红柿（西红柿100克）● 香菇青菜包（小麦面75克，香菇50克，青菜60克）
午餐	米饭（粳米100克）● 鸡肉炒花菜（鸡肉75克，花菜100克）● 红烧草鱼（草鱼100克）
晚餐	莲子粥（莲子10克，粳米25克）● 烧饼（小麦面50克）● 黑木耳炒鸡蛋（水发黑木耳30克，鸡蛋1个）● 西蓝花炒肉丝（西蓝花200克，猪瘦肉50克）

周六	
早餐	紫薯粥（紫薯20克，粳米50克）● 水煮鸡蛋（1个）● 凉拌豇豆（豇豆200克，芝麻油5克，蒜2瓣）
午餐	米饭（粳米125克）● 板栗老鸭煲（板栗50克，鸭肉100克）● 肉丸炖豆腐（肉丸30克，豆腐50克）
晚餐	米饭（粳米100克）● 炝圆白菜（圆白菜200克）● 芹菜炒豆腐干（豆腐干100克，芹菜200克）

周日	
早餐	牛奶（240克）● 葱花饼（小麦面50克，葱花5克）● 凉拌花菜（花菜100克，芝麻油3克）
午餐	米饭（粳米125克）● 醋炝绿豆芽（绿豆芽150克）● 莴笋炒肉片（莴笋100克，猪瘦肉50克）● 西瓜（100克）
晚餐	米饭（粳米75克）● 胡萝卜炒鸡丝（胡萝卜50克，鸡肉70克）● 凉拌黄瓜（黄瓜150克，芝麻油2克）

秋季稳步降压
宜吃润肺滋阴食物

秋季饮食指南

秋季气温开始下降，雨量减少，天气干燥，高血压患者应多吃润肺滋阴的食物，适当增加汤粥的摄入。控制热量，少吃油腻的食物，适量摄入蛋白质、低脂肪和富含维生素的食物。

降压小妙招

秋天艾灸命门穴、肾俞穴、关元穴、太溪穴等养生保健穴，能够温经通脉，调理肺虚。对于肝火旺，常会感到胸中堵闷、喘不上气来的人，可点揉肺经的尺泽穴，可缓解上实下虚型的高血压。

·小提示·
秋季是高血压容易发作的季节，要注意防寒保暖，夜晚不要赤膊贪凉，以免引发旧疾，或感染新恙。

一周食谱推荐

周一	
早餐	百合荸荠米粥（干百合10克，荸荠20克，粳米30克）● 水煮鸡蛋（1个）● 凉拌油菜（油菜200克，芝麻油3克）● 桃子（100克）
午餐	米饭（粳米100克）● 肉丝炒芹菜（猪瘦肉30克，芹菜100克）● 红烧鲤鱼（鲤鱼180克）
晚餐	米饭（粳米100克）● 蒜蓉空心菜（空心菜100克，蒜5瓣）● 肉末茄子（猪瘦肉50克，茄子100克）

周二	
早餐	花卷（小麦面100克）● 山药粥（山药75克，粳米50克）● 凉拌白萝卜（白萝卜100克，芝麻油2克）
午餐	米饭（粳米100克）● 玉米排骨汤（玉米100克，排骨75克）● 清炒南瓜丝（南瓜100克）
晚餐	平菇豆腐汤（平菇100克，豆腐50克，芝麻油3克）● 烧饼（小麦面50克）● 凉拌黄瓜黑木耳（水发黑木耳10克，黄瓜100克，芝麻油2克）

周三	
早餐	馒头（小麦面75克）● 无糖酸奶（260克）● 西红柿鸡蛋羹（西红柿、鸡蛋各1个）
午餐	米饭（粳米100克）● 豌豆炒虾仁（豌豆100克，虾仁50克）● 西葫芦紫菜汤（紫菜3克，西葫芦100克，芝麻油2克）● 苹果（200克）
晚餐	米饭（粳米100克）● 西蓝花炒肉丝（西蓝花200克，猪瘦肉50克）

周四	
早餐	二米粥（小米10克，粳米15克）● 馒头（小麦面75克）● 凉拌莴笋（莴笋200克，芝麻油5克）● 梨（200克）
午餐	米饭（粳米125克）● 西红柿炖豆腐（西红柿1个，豆腐30克）● 洋葱炒肉片（洋葱100克，猪瘦肉50克）
晚餐	煮玉米（玉米200克）● 青椒土豆丝（青椒2个，土豆100克）● 柚子（150克）

周五	
早餐	芝麻饼（小麦面75克，芝麻3克）● 牛奶（240克）● 凉拌菜（紫甘蓝、圆白菜各25克，黄瓜50克，水发海带、胡萝卜各10克，芝麻油5克）
午餐	胡萝卜鸡蛋炒饭（胡萝卜100克，鸡蛋1个，米饭125克）● 排骨莲藕汤（莲藕、排骨各50克，芝麻油2克）
晚餐	米饭（粳米75克）● 韭菜炒绿豆芽（韭菜50克，绿豆芽100克）● 梨（200克）

周六	
早餐	牛奶（160克）● 香菇青菜包（小麦面100克，香菇30克，青菜50克，芝麻油5克）● 苹果（200克）
午餐	米饭（粳米100克）● 茄子炒肉（茄子100克，猪瘦肉50克）● 西红柿鸡蛋羹（西红柿、鸡蛋各1个）
晚餐	米饭（粳米100克）● 青炒丝瓜（丝瓜200克）● 青菜肉丝汤（青菜100克，猪瘦肉20克）

周日	
早餐	无糖酸奶（260克）● 水煮鸡蛋（1个）● 清炒莴笋（莴笋100克）● 烧饼（小麦面50克）
午餐	米饭（粳米125克）● 肉丝炒芹菜（猪瘦肉20克，芹菜100克）● 紫菜蛋汤（紫菜5克，鸡蛋半个，芝麻油5克）
晚餐	米饭（粳米100克）● 韭菜炒鸡蛋（韭菜150克，鸡蛋1个）

冬季稳步降压
适当补充蛋白质

冬季饮食指南

冬季天气寒冷，人体内阳气内收，容易被寒气侵袭。高血压患者要适当进补，吃些温阳补肾的食物，比如羊肉等，御寒保暖。还可以适当吃些富含不饱和脂肪酸、蛋白质的食物，如玉米油、橄榄油、豆制品、奶制品等。

降压小妙招

每晚用热水泡脚20~30分钟，既可疏通经络，排除体内的寒气，又可调节体温，促进血液循环，放松血管和神经组织，有助于血压的双向调节。

· 小提示 ·
冬季起居，应该与太阳同步，早睡迟起，避寒就暖。特别是老年人，气血虚衰，不建议"闻鸡起舞"。

一周食谱推荐

周一	
早餐	枸杞子豆浆（枸杞子10克，大豆30克）● 蒸红薯（红薯150克）● 凉拌芹菜豆腐干（芹菜100克，豆腐干30克，植物油5克）● 橙子（200克）
午餐	米饭（粳米100克）● 胡萝卜炖羊排（胡萝卜80克，羊排100克）
晚餐	米饭（粳米100克）● 板栗炖鸡（板栗30克，鸡肉50克）● 香菇油菜汤（香菇30克，油菜100克）

周二	
早餐	核桃花生豆浆（核桃仁、花生米各10克，大豆30克）● 豆腐粉丝包（豆腐20克，粉丝10克，小麦面50克）● 苹果（200克）● 凉拌菠菜（菠菜100克，芝麻油3克）
午餐	米饭（粳米125克）● 清蒸鲤鱼（鲤鱼150克）● 清炒韭菜（韭菜200克）
晚餐	青菜肉丝面（面条100克，猪瘦肉50克，青菜150克）● 苹果（200克）
周三	
早餐	馒头（小麦面75克）● 黑木耳炒白菜（水发黑木耳20克，白菜100克）● 二米粥（小米20克，粳米30克）
午餐	米饭（粳米100克）● 乌鸡红枣汤（乌鸡80克，山药20克，红枣3~5颗）● 青菜炒肉丝（青菜150克，猪瘦肉50克）● 柚子（100克）
晚餐	糙米饭（粳米、糙米各50克）● 洋葱黑木耳炒鸡蛋（水发黑木耳20克，鸡蛋半个，洋葱50克）● 芹菜炒粉丝（芹菜100克，粉丝30克）
周四	
早餐	馄饨（小麦面100克，鸡蛋1个，猪瘦肉20克，紫菜3克，芝麻油2克）● 香蕉（150克）
午餐	米饭（粳米100克）● 排骨萝卜汤（排骨50克，白萝卜100克）● 韭菜炒核桃仁（韭菜100克，核桃仁20克）
晚餐	米饭（粳米100克）● 猪肉炖粉条（猪瘦肉50克，粉条20克，白菜200克，芝麻油2克）

周五	
早餐	香菇鸡肉粥（香菇30克，鸡肉20克，粳米40克）● 水煮鸡蛋（1个）● 凉拌花菜（花菜150克）
午餐	葱花饼（小麦面85克，葱花5克）● 鸡丝枸杞子汤（鸡肉50克，枸杞子10克，水发银耳15克）● 韭菜炒鸡蛋（韭菜150克，鸡蛋1个）
晚餐	萝卜粉丝包（白萝卜50克，粉丝20克，小麦面60克）● 苹果（200克）
周六	
早餐	核桃花生豆浆（核桃仁、花生米各10克，大豆50克）● 全麦面包（小麦面50克）● 水煮鸡蛋（1个）● 李子（200克）
午餐	米饭（粳米100克）● 香菇炒肉片（猪瘦肉50克，香菇100克，青椒20克）● 芦笋腐竹烧肉（腐竹20克，猪瘦肉30克，芦笋100克）
晚餐	枸杞子粥（枸杞子10克，粳米30克）● 鸡蛋饼（鸡蛋1个，小麦面50克，虾仁30克）● 西蓝花炒肉丝（西蓝花100克，猪瘦肉20克）
周日	
早餐	脱脂牛奶（200克）● 萝卜粉丝包（白萝卜30克，粉丝20克，小麦面75克）● 香蕉（75克）
午餐	米饭（粳米100克）● 山药排骨汤（山药100克，排骨50克，枸杞子10克）● 清蒸鲫鱼（鲫鱼150克）● 梨（200克）
晚餐	香菇鸡肉粥（香菇30克，鸡肉20克，粳米60克）● 芹菜炒肉丝（芹菜150克，猪瘦肉20克）

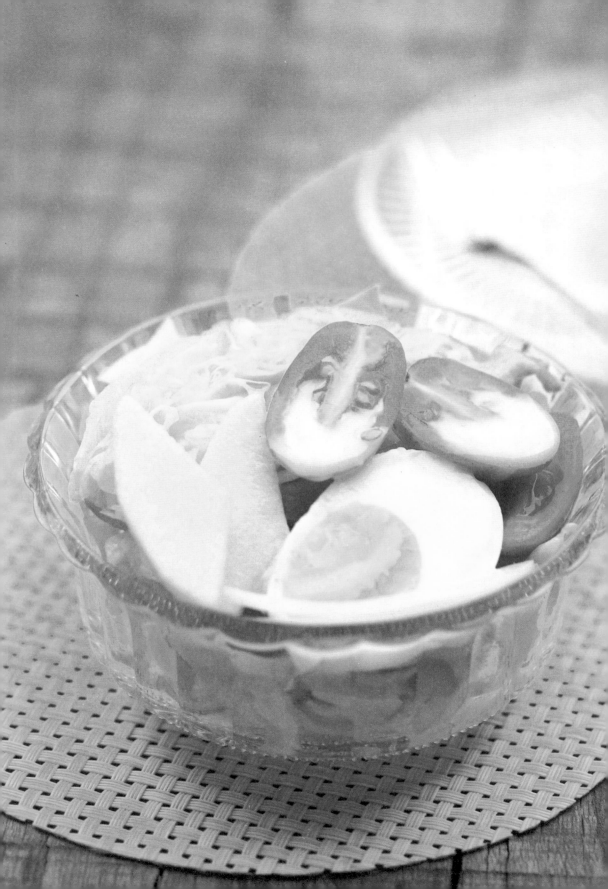

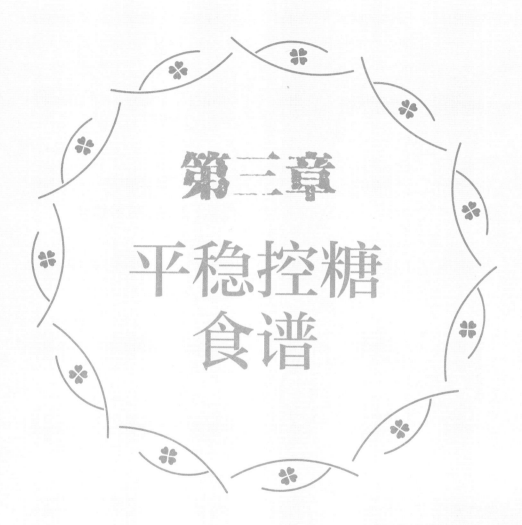

第三章

平稳控糖
食谱

控糖饮食原则

饮食调养是糖尿病治疗中极其重要的一环。只有正确遵循合理的饮食、生活原则,才能逐渐控制血糖,减少并发症的危害。

控制每日摄入的总热量

控制总热量摄入对糖尿病患者至关重要。总热量摄入过多,不但会导致肥胖,还可能增加糖尿病患者控制血糖的难度。因此,糖尿病患者要根据自身的体重情况,合理规划每日摄入的食物总热量。

糖尿病患者的主食中要添加绿豆、薏苡仁等杂粮,以达到平稳控糖的目的。杂豆、杂粮最好浸泡之后再熬煮。

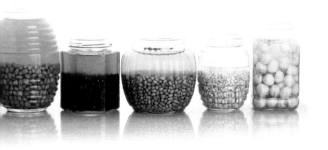

饮食结构要合理

营养均衡对于控制血糖大有好处,所以在控制每天摄入的总热量的基础上,要做到饮食结构合理,适量补充维生素和矿物质。尽量每天都摄入新鲜蔬菜、水果、海产品及菌菇类食物,还要适量摄入猪瘦肉、奶制品、豆类。

低盐、低油、低糖饮食

低盐饮食就是减少每餐的食盐摄入量,包括各种咸味调味品的摄入量,如豆瓣酱、酱油等。还要少吃腌制食品,如腊肠、腌黄瓜、咸菜等。糖尿病患者每日食盐摄入量最好控制在5克以内。

低油就是指烹饪过程中减少用油量,每餐用油要少于10克,即1个食物交换份,每天烹调用油总量少于25克。糖尿病患者宜改变传统的烹饪方法,以蒸、煮、炖为主,减少炒、炸等方式。

低糖是指饮食中减少糖的摄入量,尤其是富含葡萄糖的食物,如糖果、蜜饯、果酱等。因为吃糖过多会引起血糖升高,而且糖的热量高,过量食用会导致肥胖。

糖尿病患者应限量吃水果，尽量选口感不太甜的，如圣女果、苹果等，葡萄则要少吃。

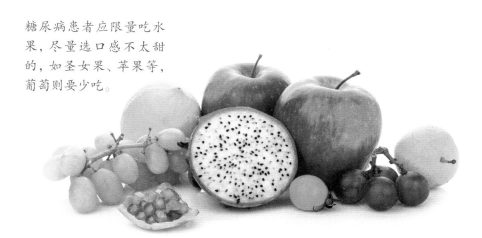

补充膳食纤维、蛋白质、维生素

膳食纤维能促进胃肠蠕动，提高人体新陈代谢的速度。每日进食3个食物交换份的粗粮，即约270千卡的热量，就可满足一天的身体需要。

豆制品、蛋类等食物含有丰富的卵磷脂，能够降低血液中胆固醇的含量，净化血液。新鲜、低糖水果和蔬菜中维生素含量高，有利于促进血液循环和血糖控制。

每天定量、定时就餐

定量、定时吃饭，其实就是建议糖尿病患者养成良好的膳食规律，三餐时间、分量要相对固定。糖尿病患者应尽量减少外出就餐的次数，不得已在外就餐时，一定要学会自我管理，少吃油腻、甜腻、高盐的食物。

三餐营养要全面

早餐要做到营养全面，早餐食谱中，尽量包含谷物、肉奶蛋、豆制品、蔬果。

午餐荤素搭配合理，要清淡，少油、少盐，多吃新鲜蔬菜，白萝卜、蘑菇、西红柿、黑木耳、白菜、黄瓜、冬瓜、茄子等都是很好的选择。

晚餐要适当吃粗粮、杂豆类，有助于消化，预防便秘。

不宜多吃水果

血糖不稳定的糖尿病患者不宜多吃水果，因为水果中含有较高的葡萄糖和果糖，多吃不利于稳定血糖。即使病情稳定，也要在营养师或医生的指导下合理选用低糖水果，以防血糖升高。

1日
平稳控糖食谱

生菜沙拉

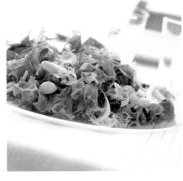

【材料】生菜200克，玉米粒20克。

【调料】沙拉酱适量。

【做法】①生菜、玉米粒洗净。②生菜撕小片，玉米粒煮熟。③加入沙拉酱，搅拌均匀即可。

功效 生菜富含膳食纤维，对糖尿病引起的血管并发症有一定缓解作用，还能降低胆固醇。玉米血糖生成指数不高，适合糖尿病患者食用。

洋葱粥

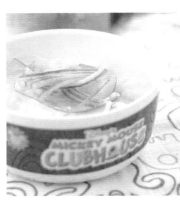

【材料】洋葱50克，燕麦或粳米25克。

【调料】盐适量。

【做法】①将洋葱去老皮，洗净，切丝。②与燕麦或粳米一同入锅中煮粥。③粥熟时，加适量盐即可。

功效 洋葱有助于调节和稳定血糖，与燕麦或粳米一起煮粥，是糖尿病患者的理想粥品。

鸡肉扒油菜

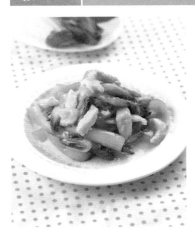

【材料】鸡肉100克，油菜150克。

【调料】盐、葱、植物油各适量。

【做法】①将鸡肉洗净切块；油菜洗净。②油锅烧至六成热，放入葱，煸出香味后放入鸡块，大火翻炒片刻，再加入油菜，炒熟后，加盐即可。

功效 鸡肉中含有丰富的蛋白质和锌元素，可增强机体对葡萄糖的利用率，适合糖尿病患者经常食用。

牛肉炒芹菜

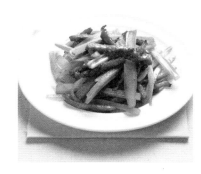

【材料】牛肉50克，芹菜150克。

【调料】料酒、盐、植物油各适量。

【做法】①将牛肉洗净切条，放入料酒中腌10分钟；芹菜洗净切段。②油锅烧至六成热，放入牛肉条，翻炒片刻，再放入芹菜段，炒熟后，加盐即可。

功效 牛肉中锌含量丰富，可提高身体对葡萄糖的利用率。

❀晚餐 二米饭＋炖老鸭＋凉拌紫甘蓝

炖老鸭

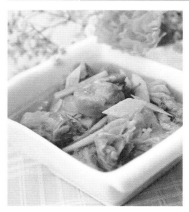

【材料】鸭肉100克。

【调料】香葱、盐、植物油各适量。

【做法】①将鸭肉洗净，斩小块。②油锅烧至六成热，爆香葱，放入鸭块，翻炒后加适量水。③小火炖煮1小时，加入盐即可。

功效 鸭肉营养较丰富，而且热量低，有一定的平稳血糖的作用。

凉拌紫甘蓝

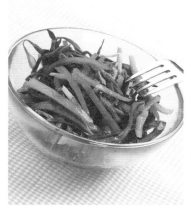

【材料】青椒、红椒各20克，紫甘蓝100克。

【调料】盐、芝麻油各适量。

【做法】①紫甘蓝洗净后切丝；青椒、红椒洗净后切丝。②把三者混合，加入适量芝麻油、盐调味即可。

功效 青椒、红椒富含维生素，还可改善食欲，紫甘蓝富含膳食纤维和花青素，适合糖尿病和肥胖患者食用。

4周平稳控糖食谱

第1周控糖食谱

周一	
早餐	高粱面馒头（高粱面35克，小麦面25克）● 水煮鸡蛋（1个）● 凉拌茭白（茭白100克，芝麻油3克）
午餐	杂粮饭（糙米、粳米、紫米各25克）● 清炒花菜（花菜100克）● 山药焖羊肉（山药100克，羊肉25克）
晚餐	米饭（粳米75克）● 鸡肉炒豇豆（鸡肉20克，豇豆100克）

周二	
早餐	玉米面窝头（玉米面40克，小麦面20克）● 茶叶蛋（1个）● 清炒扁豆（扁豆100克）
午餐	米饭（粳米75克）● 清炒蒜苗（蒜苗100克）● 萝卜炖肉（白萝卜100克，猪瘦肉20克）
晚餐	荞麦面（面条100克）● 清炒菠菜（菠菜100克）● 白灼虾（虾120克）

周三	
早餐	薏苡仁糙米粥（薏苡仁15克，糙米10克）● 三鲜包子（水发黑木耳30克，猪瘦肉20克，鸡蛋半个，小麦面50克）
午餐	米饭（粳米25克）● 清炒茼蒿（茼蒿100克）● 清蒸鲫鱼（鲫鱼80克）
晚餐	小白菜鸡丝面（鸡肉50克，面条75克，小白菜100克）

周四	
早餐	蔬菜汁（蔬菜200克）● 紫薯馒头（紫薯25克，小麦面40克）● 清炒虾皮丝瓜（丝瓜100克，虾皮5克）
午餐	米饭（粳米25克）● 清炒绿豆芽（绿豆芽100克）● 酱牛肉（牛肉70克）
晚餐	芹菜猪肉饺子（芹菜50克，猪瘦肉25克，小麦面70克）

周五	
早餐	豆浆（大豆200克）● 紫米馒头（紫米面25克，小麦面35克）● 凉拌木耳白菜（白菜50克，水发黑木耳30克，芝麻油3克）
午餐	玉米面窝头（玉米面、小麦面各25克）● 西红柿炒鸡蛋（西红柿100克，鸡蛋1个）● 蒜薹炒肉丝（蒜薹100克，猪瘦肉20克）
晚餐	米饭（粳米25克）● 胡萝卜炖排骨（胡萝卜、排骨各50克）

周六	
早餐	牛奶（160克）● 全麦面包（小麦面50克）● 凉拌绿豆芽（绿豆芽100克，芝麻油3克）● 柚子（200克）
午餐	玉米面窝头（玉米面、小麦面各25克）● 鲫鱼豆腐汤（鲫鱼150克，豆腐50克）● 清炒茄丝（茄子100克）
晚餐	米饭（粳米75克）● 白菜炒肉丝（猪瘦肉20克，白菜150克）

周日	
早餐	杂粮窝头（玉米面40克，豆面20克）● 无糖酸奶（130克）● 凉拌黄瓜（黄瓜100克，芝麻油5克）
午餐	高粱面馒头（高粱面35克，小麦面15克）● 清蒸草鱼（草鱼150克）● 清炒西蓝花（西蓝花200克）● 海带豆腐汤（水发海带20克，豆腐50克）
晚餐	花卷（小麦面50克）● 春笋炒肉丝（猪瘦肉50克，春笋150克）

第 2 周控糖食谱

	周一
早餐	玉米面窝头（玉米面40克，小麦面10克）● 水煮鸡蛋（1个）● 清炒洋葱（洋葱100克）● 桃子（100克）
午餐	荞麦面馒头（荞麦面、小麦面各40克）● 清炒西葫芦（西葫芦100克）● 莴笋炒鸡肉（莴笋100克，鸡肉50克）
晚餐	米饭（粳米50克）● 胡萝卜黄瓜炒鸡丁（胡萝卜、黄瓜各100克，鸡肉20克）
	周二
早餐	牛奶（160克）● 全麦面包（小麦面50克）● 茶叶蛋（1个）● 凉拌芹菜花生（芹菜100克，花生米10克，芝麻油3克）
午餐	玉米面窝头（玉米面、小麦面各40克）● 清炒芦笋（芦笋150克）● 红烧鸭肉（鸭肉50克）
晚餐	玉米面粥（燕麦25克，玉米糁、粳米各15克）● 肉末豇豆（豇豆200克，猪瘦肉50克）● 苹果（100克）
	周三
早餐	玉米糁粥（玉米糁、粳米各25克）● 葱花饼（小麦面25克，葱花5克）● 凉拌西蓝花（西蓝花100克）
午餐	二米饭（粳米30克，小米35克）● 清炒苦瓜（苦瓜150克）● 萝卜炖排骨（白萝卜150克，排骨60克）
晚餐	白菜猪肉水饺（白菜100克，猪瘦肉30克，小麦面75克）

周四	
早餐	无糖酸奶（130克）● 韭菜饼（韭菜100克，小麦面70克，鸡蛋1个）
午餐	米饭（粳米75克）● 清炒圆白菜（圆白菜200克）● 酱鸭肉（鸭肉70克）
晚餐	玉米面窝头（玉米面40克，小麦面35克）● 凉拌芦笋金针菇（芦笋100克，金针菇150克，芝麻油5克）● 火龙果（100克）

周五	
早餐	豆浆（大豆200克）● 馒头（小麦面75克）● 清炒青椒（青椒100克）● 西葫芦豆腐汤（西葫芦150克，豆腐50克）
午餐	糙米饭（糙米25克，粳米50克）● 土豆烧鸡块（土豆50克，鸡肉100克）
晚餐	鸡丝手擀面（鸡肉50克，面条75克，油菜100克，芝麻油5克）● 西葫芦豆腐汤（西葫芦150克，豆腐50克）

周六	
早餐	豆浆（大豆200克）● 茶叶蛋（1个）● 烧饼（小麦面50克）● 凉拌菠菜（菠菜100克）
午餐	玉米面窝头（玉米面、小麦面各25克）● 卤鸡腿（鸡腿70克）● 青椒炒茄丝（青椒、茄子各100克）
晚餐	荞麦面（面条75克）● 笋片炒猪瘦肉（竹笋100克，猪瘦肉30克）

周日	
早餐	无糖酸奶（130克）● 全麦面包（小麦面50克）● 凉拌黄瓜（黄瓜100克，芝麻油2克）● 柚子（150克）
午餐	米饭（粳米75克）● 肉末茄子（茄子200克，猪瘦肉20克）● 清蒸鲫鱼（鲫鱼120克）
晚餐	青菜鸡丝粥（鸡肉40克，糙米50克，青菜100克）

第3周控糖食谱

周一	
早餐	豆浆（大豆200克）● 水煮鸡蛋（1个）● 清蒸茄子（茄子200克）
午餐	二米饭（粳米40克，小米30克）● 清炒莴笋丝（莴笋200克）● 红烧黄鳝（黄鳝200克）
晚餐	牛肉粉丝青菜汤（牛肉50克，粉丝25克，青菜200克）● 烧饼（小麦面50克）● 苹果（100克）

周二	
早餐	燕麦牛奶粥（燕麦25克，牛奶160克）● 凉拌黄瓜（黄瓜200克，芝麻油2克）● 全麦面包（小麦面35克）
午餐	米饭（粳米75克）● 清炒西蓝花（西蓝花100克）● 扁豆炒猪瘦肉（扁豆100克，猪瘦肉50克）
晚餐	西红柿牛肉水饺（西红柿100克，牛肉40克，小麦面75克）

周三	
早餐	玉米糁粥（玉米糁25克，粳米20克）● 紫薯包（紫薯、小麦面各25克）● 凉拌西葫芦（西葫芦100克）
午餐	米饭（粳米75克）● 花菜炒鸡肉（花菜150克，鸡肉50克）● 丝瓜蛋汤（丝瓜150克，鸡蛋1个）● 苹果（100克）
晚餐	玉米面发糕（小麦面35克，玉米面25克）● 平菇炒肉片（平菇100克，猪瘦肉50克）

周四	
早餐	南瓜饼（南瓜25克，小麦面50克）● 凉拌豇豆（豇豆100克，芝麻油5克）
午餐	清汤面（面条100克）● 蒜薹炒肉丝（蒜薹100克，猪瘦肉50克）● 鸡丝小白菜汤（鸡肉50克，小白菜100克，枸杞子5克）
晚餐	杂粮饭（红豆、糙米各10克，粳米40克）● 海带炖排骨（水发海带30克，排骨50克）

周五	
早餐	白菜面条（白菜100克，面条70克）● 水煮鸡蛋（1个）
午餐	米饭（粳米75克）● 清炒绿豆芽（绿豆芽150克）● 香菇炖鸡（香菇20克，鸡肉100克）
晚餐	荞麦面（面条75克）● 西红柿炒茄子（西红柿、茄子各100克）

周六	
早餐	豆浆（大豆200克）● 荞麦面馒头（小麦面35克，荞麦面25克）● 凉拌黄豆芽（黄豆芽100克，芝麻油5克）
午餐	米饭（粳米75克）● 西红柿土豆烧鸡翅（鸡翅100克，土豆25克，西红柿150克）
晚餐	二米饭（粳米、小米各25克）● 胡萝卜炒虾仁（胡萝卜100克，虾仁80克）● 清炒油麦菜（油麦菜100克）

周日	
早餐	牛奶（240克）● 茶叶蛋（1个）● 凉拌花生黄瓜丁（花生米15克，黄瓜100克，芝麻油3克）
午餐	米饭（粳米75克）● 香菇炒芥蓝（香菇10克，芥蓝100克）● 菠菜肉片汤（菠菜150克，猪瘦肉50克）
晚餐	玉米面馒头（玉米面、小麦面各25克）● 红烧鲤鱼（鲤鱼100克）● 清炒圆白菜（圆白菜150克）

第4周控糖食谱

	周一
早餐	豆浆（大豆200克）● 发糕（小麦面75克）● 凉拌菠菜（菠菜100克，芝麻油3克）
午餐	米饭（粳米75克）● 茴香炒鸡蛋（茴香150克，鸡蛋1个）● 白灵菇肉末豆腐（猪瘦肉20克，豆腐75克，白灵菇150克）● 猕猴桃（100克）
晚餐	牛肉面（牛肉40克，面条70克，青菜100克）
	周二
早餐	豆沙包（小麦面50克，红豆15克）● 无糖酸奶（130克）● 凉拌三丝（胡萝卜30克，青笋、青椒各50克）
午餐	二米饭（粳米、小米各25克）● 红烧大黄鱼（大黄鱼120克）● 韭菜炒虾仁（韭菜200克，虾仁80克）
晚餐	米饭（粳米25克）● 清炒茼蒿（茼蒿200克）
	周三
早餐	苋菜粥（苋菜100克，粳米50克）● 茶叶蛋（1个）
午餐	玉米面馒头（玉米面、小麦面各25克）● 红烧鸡块（鸡肉70克）● 丝瓜蛋汤（丝瓜100克，鸡蛋1个，芝麻油3克）
晚餐	二米饭（粳米15克，小米10克）● 青菜炒肉丝（青菜100克，猪瘦肉50克）● 油菜香菇（油菜100克，香菇30克）

周四	
早餐	花卷（小麦面75克）● 牛奶（200克）● 凉拌芹菜（芹菜200克，芝麻油3克）
午餐	米饭（粳米75克）● 清炒空心菜（空心菜100克）● 红烧带鱼（带鱼100克）
晚餐	二米饭（粳米35克，小米15克）● 炒苋菜（苋菜200克）● 苹果（100克）

周五	
早餐	薏苡仁粥（薏苡仁40克，粳米10克）● 水煮鹌鹑蛋（50克）● 凉拌黄瓜（黄瓜100克，芝麻油5克）
午餐	玉米面窝头（玉米面、小麦面各25克）● 清蒸鲈鱼（鲈鱼150克）● 蒜蓉生菜（生菜200克，蒜5瓣）
晚餐	荞麦面（面条75克）● 梨（100克）

周六	
早餐	花卷（小麦面75克）● 水煮鹌鹑蛋（50克）● 清蒸茄子（茄子200克）
午餐	高粱面馒头（高粱面35克，小麦面15克）● 青笋胡萝卜豌豆炒虾仁（豌豆35克，虾仁80克，青笋100克，胡萝卜50克）● 清蒸鲈鱼（鲈鱼200克）
晚餐	荞麦面（面条75克）● 猪瘦肉炒花菜（花菜100克，猪瘦肉20克）

周日	
早餐	牛奶（200克）● 玉米面馒头（小麦面20克，玉米面30克）● 凉拌生菜紫甘蓝（生菜、紫甘蓝各100克，芝麻油5克）
午餐	杂粮窝头（玉米面30克，荞麦面20克）● 蒜苗炒猪瘦肉（蒜苗150克，猪瘦肉50克）● 西红柿蛋汤（西红柿100克，鸡蛋1个，芝麻油3克）
晚餐	二米饭（粳米35克，小米15克）● 竹笋炒鸡肉（竹笋100克，鸡肉50克）● 苹果（100克）

不同人群控糖食谱推荐
1200~1300 千卡
运动量小，休息状态

一日三餐热量摄入合理的分配方式为，早餐占每日进餐总量的3/10，午餐占4/10，晚餐占3/10。1200~1300千卡三餐能量分配如下。

早餐的热量=（1200~1300）千卡×3/10=360~390千卡

午餐的热量=（1200~1300）千卡×4/10=480~520千卡

晚餐的热量=（1200~1300）千卡×3/10=360~390千卡

一周食谱推荐

周一	
早餐	花卷（小麦面60克）● 牛奶（160克）● 清炒芥蓝（芥蓝100克）
午餐	米饭（粳米75克）● 鸡肉扒油菜（鸡肉50克，油菜100克）● 丝瓜汤（丝瓜50克，芝麻油5克）
晚餐	萝卜肉包（白萝卜40克，猪瘦肉20克，小麦面50克，芝麻油2克）● 西红柿豆腐汤（西红柿、豆腐各50克，芝麻油2克）

周二	
早餐	牛奶（160克）● 煮玉米（200克）● 清炒西葫芦丝（西葫芦150克）
午餐	米饭（粳米75克）● 韭菜炒绿豆芽（韭菜50克，绿豆芽100克）● 排骨莲藕汤（莲藕50克，排骨30克，芝麻油2克）
晚餐	米饭（粳米50克）● 芹菜炒肉丝（芹菜100克，猪瘦肉20克）● 青菜粉丝汤（青菜100克，粉丝20克）

周三	
早餐	馒头（小麦面50克）● 核桃花生米浆（核桃仁5克，花生米、糙米各10克）● 凉拌菠菜（菠菜100克，芝麻油5克）
午餐	米饭（粳米50克）● 青椒鸡丁（青椒100克，鸡肉50克）● 山药排骨汤（山药50克，排骨30克）
晚餐	米饭（粳米50克）● 西蓝花炒肉丝（西蓝花200克，猪瘦肉50克）

	周四
早餐	枸杞子豆浆（枸杞子10克，大豆100克） ● 肉末粉丝包（猪瘦肉25克，粉丝10克，小麦面40克） ● 蒜蓉拌荠菜（荠菜100克，蒜2瓣）
午餐	米饭（粳米75克） ● 清蒸鲤鱼（鲤鱼80克） ● 韭菜炒豆皮（韭菜100克，豆皮25克）
晚餐	蔬菜面（面条60克，油麦菜100克） ● 蒜苗炒山药（蒜苗50克，山药150克）

	周五
早餐	豆浆（大豆100克） ● 馒头（小麦面75克） ● 蒜蓉茼蒿（茼蒿100克，蒜5瓣）
午餐	米饭（粳米75克） ● 香菇炒芹菜（香菇50克，芹菜100克） ● 黄瓜鸡蛋汤（黄瓜100克，鸡蛋1个，芝麻油3克）
晚餐	馒头（小麦面50克） ● 清蒸鲫鱼（鲫鱼120克） ● 清炒圆白菜（圆白菜100克）

	周六
早餐	杂粮豆浆（青豆、黑豆各15克，薏苡仁20克） ● 馒头（小麦面25克） ● 凉拌苦菊（苦菊200克，蒜2瓣）
午餐	米饭（粳米75克） ● 蒜薹炒茄子（茄子100克，蒜薹20克） ● 鱼头豆腐汤（鱼头80克，豆腐50克，芝麻油2克）
晚餐	南瓜饼（小麦面40克，南瓜10克） ● 西蓝花炒肉丝（西蓝花150克，猪瘦肉50克）

	周日
早餐	燕麦牛奶粥（牛奶130克，燕麦50克） ● 凉拌菜（紫甘蓝、圆白菜、黄瓜、水发海带、胡萝卜各50克，芝麻油5克）
午餐	米饭（粳米60克） ● 白菜炒虾米（白菜150克，虾米30克） ● 乌鸡山药汤（乌鸡40克，山药20克）
晚餐	米饭（粳米50克） ● 排骨炖豆腐小白菜（排骨、豆腐各50克，小白菜100克）

1400~1500 千卡
运动量较小，长时间坐着

1400~1500千卡的饮食结构中，每天的主食量要控制在200~225克。其中，早餐控制在60克左右，午餐在80克左右，晚餐80克左右。

对久坐、运动量小的糖尿病患者，三餐热量摄入的合理比例是1：2：2，即早餐占1/5，午餐、晚餐各占2/5。

三餐营养要全面，碳水化合物、脂肪、蛋白质都不能少，还要适当补充维生素和无机盐，多吃新鲜蔬菜和其他B族维生素含量丰富的食物，少吃或不吃甘蔗、葡萄、甜瓜等葡萄糖、蔗糖含量过高的水果。

1400~1500千卡三餐能量分别如下。

早餐的热量＝（1400~1500）千卡×1/5＝280~300千卡

午餐的热量＝（1400~1500）千卡×2/5＝560~600千卡

晚餐的热量＝（1400~1500）千卡×2/5＝560~600千卡

一周食谱推荐

周一	
早餐	馒头（小麦面60克）● 无糖酸奶（130克）● 凉拌白菜（白菜150克）
午餐	米饭（粳米80克）● 春笋炒肉（春笋100克，猪瘦肉50克）● 鸭血豆芽汤（鸭血50克，豆芽100克，芝麻油2克）
晚餐	二米饭（粳米、小米各40克）● 青菜汤（青菜100克）● 卤鸡腿（鸡腿100克）

周二	
早餐	豆浆(大豆100克) ● 葱花饼(小麦面50克,葱花5克) ● 水煮鸡蛋(1个) ● 凉拌菠菜(菠菜50克)
午餐	玉米燕麦粥(燕麦20克,玉米粒30克) ● 紫菜包饭(紫菜10克,粳米、胡萝卜、火腿肠各50克) ● 双冬豆皮汤(冬菇10克,冬瓜100克,豆皮25克,芝麻油2克)
晚餐	烧饼(小麦面50克) ● 西蓝花炒肉丝(西蓝花150克,猪瘦肉50克) ● 青菜汤(青菜100克,虾皮10克,芝麻油3克)

周三	
早餐	紫米粥(紫米50克) ● 鸡蛋饼(小麦面25克,鸡蛋1个) ● 芹菜茼蒿汁(芹菜、茼蒿各100克)
午餐	米饭(粳米100克) ● 莴笋炒香菇(莴笋100克,香菇50克) ● 干贝冬瓜汤(干贝20克,冬瓜100克,芝麻油2克)
晚餐	玉米面馒头(小麦面45克,玉米面30克) ● 西葫芦炒虾仁(西葫芦100克,虾仁40克) ● 丝瓜鸡蛋汤(丝瓜100克,鸡蛋半个,芝麻油2克)

周四	
早餐	香菇荞麦粥(香菇10克,荞麦40克) ● 清炒白萝卜(白萝卜200克) ● 苹果(100克)
午餐	糙米饭(粳米、糙米各50克) ● 韭菜炒鸡蛋(韭菜150克,鸡蛋1个) ● 白菜炒虾米(白菜100克,虾米10克)
晚餐	米饭(粳米100克) ● 清蒸鲈鱼(鲈鱼150克) ● 西红柿豆腐汤(西红柿50克,豆腐20克)

周五	
早餐	蒜香面包（小麦面50克，蒜适量）● 脱脂牛奶（150克）
午餐	二米饭（粳米、小米各50克） ● 茭白炒鸡蛋（茭白100克，鸡蛋1个）● 醋炝绿豆芽（绿豆芽200克）
晚餐	杂粮饭（粳米50克，玉米30克，小米20克）● 炝圆白菜（圆白菜200克）● 冬瓜排骨汤（冬瓜100克，排骨60克）

周六	
早餐	花卷（小麦面50克）● 牛奶（160克）● 凉拌青笋丝（青笋100克）
午餐	杂粮饭（粳米50克，红豆20克，紫米30克）● 韭菜炒虾仁（韭菜200克，虾仁120克）
晚餐	玉米面馒头（小麦面45克，玉米面30克）● 虾皮芹菜燕麦粥（燕麦50克，芹菜100克，虾皮5克）● 海带豆腐汤（水发海带20克，豆腐30克）

周日	
早餐	三鲜水饺（小麦面40克，蛋白、水发黑木耳各20克，虾仁30克）● 紫菜萝卜汤（紫菜10克，白萝卜100克，芝麻油2克）
午餐	米饭（粳米80克）● 肉末鲤鱼（猪瘦肉20克，鲤鱼120克）● 黑木耳腐竹汤（水发黑木耳、腐竹各10克，油菜100克）
晚餐	米饭（粳米80克）● 清炒油菜（油菜100克）● 百合虾仁（百合50克，虾仁80克）

1600~1700 千卡
运动量适中，经常站立和走动

1600~1700千卡的饮食结构中，每天的主食量要控制在250~275克。其中，早餐控制在80克左右，午餐100克左右，晚餐80克左右。

饮食中要增加膳食纤维的摄入量，多吃新鲜蔬菜、糖分含量少的水果及谷物豆类，限制高脂肪食物的摄入。适当补充动物内脏、蛋类、粗粮等B族维生素含量丰富的食物，老年糖尿病患者要适当补充富含矿物质如铬元素的食物，改善糖耐量，稳定血糖。

1600~1700千卡三餐能量分别如下。

早餐的热量 =（1600~1700）千卡 × 1/5=320~340 千卡

午餐的热量 =（1600~1700）千卡 × 2/5=640~680 千卡

晚餐的热量 =（1600~1700）千卡 × 2/5=640~680 千卡

一周食谱推荐

周一	
早餐	豆腐脑（50克）● 香菇青菜包（小麦面50克，香菇10克，青菜100克）● 无糖酸奶（150克）
午餐	杂粮饭（粳米50克，紫米、糙米各25克）● 红烧黄鳝（黄鳝150克）● 西红柿青菜汤（西红柿、鸡蛋各1个，青菜50克，）● 苹果（200克）
晚餐	燕麦玉米粥（燕麦40克，玉米粒35克）● 炖老鸭（鸭肉150克）● 清炒白菜（白菜150克）

周二	
早餐	玉米面粥（玉米面80克）● 水煮鸡蛋（1个）● 凉拌油菜（油菜100克，芝麻油3克）
午餐	米饭（粳米100克）● 芹菜炒豆腐干（芹菜200克，豆腐干70克）● 冬瓜排骨汤（冬瓜100克，排骨40克）● 梨（200克）
晚餐	花生黑米浆（花生米15克，黑米35克）● 花卷（小麦面75克）● 清炒莴笋（莴笋100克）

周三	
早餐	银耳雪梨汤（水发银耳20克，梨50克，枸杞子10克）● 香菇青菜包（小麦面60克，香菇10克，青菜150克）● 脱脂牛奶（150克）
午餐	米饭（粳米75克）● 玉米面窝头（玉米面30克，小麦面20克）● 牛肉炒芹菜（芹菜150克，牛肉50克）● 清炒胡萝卜（胡萝卜100克）
晚餐	米饭（粳米50克）● 荞麦面窝头（荞麦面30克，小麦面20克）● 鸡肉扒油菜（油菜100克，鸡肉50克）● 凉拌黄瓜（黄瓜100克，芝麻油2克）

周四	
早餐	牛奶燕麦粥（燕麦60克，牛奶160克）● 生菜沙拉（生菜200克，玉米粒20克）
午餐	清汤面（面条50克）● 玉米面窝头（小麦面、玉米面各25克）● 青椒竹笋炒肉（青椒100克，竹笋200克，猪瘦肉50克）● 白萝卜炖豆腐（白萝卜100克，豆腐50克）
晚餐	米饭（粳米100克）● 太子参煲鸽汤（鸽子肉100克，太子参5克）● 清炒油菜（油菜150克）

	周五
早餐	馒头（小麦面60克） ● 花生米浆（花生米、粳米各10克） ● 凉拌黄瓜（黄瓜100克，芝麻油2克）
午餐	二米饭（粳米、小米各50克） ● 牡蛎海带汤（牡蛎50克，水发海带100克，枸杞子10克） ● 芹菜炒豆腐干（芹菜100克，豆腐干50克）
晚餐	馒头（小麦面80克） ● 鱼头豆腐汤（鱼头80克，豆腐50克，芦笋100克，芝麻油2克） ● 排骨炖土豆（排骨、土豆各50克）

	周六
早餐	花卷（小麦面50克） ● 燕麦粥（燕麦20克） ● 清炒苦瓜（苦瓜200克）
午餐	米饭（粳米100克） ● 红烧黄鳝（黄鳝200克） ● 西葫芦紫菜汤（紫菜10克，西葫芦100克，芝麻油2克）
晚餐	米饭（粳米80克） ● 卤鸡腿（鸡腿150克） ● 西红柿青菜汤（西红柿、鸡蛋各1个，小青菜100克）

	周日
早餐	玉米面窝头（玉米面35克，小麦面35克） ● 凉拌豆角（豆角100克，芝麻油5克，蒜5瓣） ● 香蕉（100克）
午餐	二米饭（粳米、小米各50克） ● 鸡肉西红柿汤（西红柿100克，鸡肉20克） ● 红烧带鱼（带鱼150克）
晚餐	鸡蛋饼（小麦面60克，鸡蛋1个） ● 凉拌海蜇丝（海蜇100克，芝麻油2克） ● 青萝卜紫菜汤（紫菜10克，青萝卜150克，芝麻油2克）

1800~1900 千卡
运动量偏大，有体力劳动

体型偏瘦或有一定体力劳动的糖尿病患者，可根据自身情况，在控制血糖的基础上，适当增加每日食物摄入总量。

在1800~1900千卡的饮食结构中，每天的主食量要控制在300~325克，其中，早餐控制在100克左右，午餐120克左右，晚餐100克左右。

糖尿病患者饮食一定要做到营养均衡，每日蔬菜摄入至少500克，水果不超过200克，鱼、虾50~100克，其他肉类50克左右，豆制品50~100克，蛋类30克左右。如果在两餐之间感到饥饿，可适当加餐，吃些糖分含量低的水果或奶制品。

1800~1900千卡三餐能量分别如下。

早餐的热量 =（1800~1900）千卡 ×1/5=360~380 千卡

午餐的热量 =（1800~1900）千卡 ×2/5=720~760 千卡

晚餐的热量 =（1800~1900）千卡 ×2/5=720~760 千卡

一周食谱推荐

周一	
早餐	花卷（小麦面50克）● 玉米糁粥（粳米、玉米糁各25克）● 凉拌空心菜（空心菜100克，蒜5瓣）● 牛奶（250克）
午餐	米饭（粳米50克）玉米面窝头（玉米面、小麦面各25克）● 青椒炒玉米粒（玉米粒100克，青椒150克）● 排骨莲藕汤（莲藕150克，排骨60克，芝麻油2克）
晚餐	米饭（粳米100克）● 鱼头豆腐汤（鱼头80克，豆腐50克）● 炝圆白菜（圆白菜300克）

	周二
早餐	花卷（小麦面30克）● 荞麦香菇粥（荞麦65克，香菇15克）● 水煮鸡蛋（1个）● 苹果（100克）
午餐	米饭（粳米75克）● 玉米面窝头（玉米面、小麦面各25克）● 醋熘绿豆芽（绿豆芽200克）● 红烧黄鳝（黄鳝150克）
晚餐	蔬菜面（面条75克，油麦菜100克）● 金针菇炒肉（金针菇150克，猪瘦肉75克）● 白萝卜排骨汤（白萝卜100克，排骨50克）

	周三
早餐	玉米面馒头（玉米面20克，小麦面30克）● 百合薏苡仁粥（百合10克，薏苡仁40克）● 凉拌青菜（青菜100克，芝麻油3克）● 橙子（150克）
午餐	米饭（粳米100克）● 西红柿烧豆腐（西红柿200克，豆腐100克）● 红烧带鱼（带鱼100克）
晚餐	米饭（粳米50克）● 水煮玉米（100克）● 清炒青笋（青笋150克）● 无糖酸奶（260克）

	周四
早餐	芝麻饼（小麦面75克，芝麻2克）● 脱脂牛奶（160克）● 凉拌菠菜花生米（菠菜100克，花生米10克）
午餐	米饭（粳米100克）● 韭菜炒绿豆芽（韭菜、绿豆芽各100克）● 乌鸡山药汤（乌鸡80克，山药40克）
晚餐	青菜鸡蛋面（面条100克，青菜150克，鸡蛋1个，芝麻油5克）● 清炒口蘑（口蘑50克）● 草莓（150克）

	周五
早餐	全麦面包（小麦面50克）● 脱脂牛奶（160克）● 茶叶蛋（1个）● 凉拌花菜（花菜100克，芝麻油5克）
午餐	米饭（粳米75克）● 玉米面窝头（玉米面、小麦面各25克）● 蒜薹炒茄子（茄子100克，蒜薹50克）● 清蒸鲫鱼（鲫鱼120克，水发黑木耳10克，香菇5克）● 火龙果（100克）
晚餐	米饭（粳米50克）● 玉米面窝头（玉米面30克，小麦面20克）● 板栗煲黄鳝（板栗50克，黄鳝150克）● 凉拌空心菜（空心菜200克，蒜5瓣）

	周六
早餐	无糖酸奶（130克）● 清炒胡萝卜（胡萝卜100克）● 馄饨（小麦面75克，猪瘦肉30克，芝麻油2克）
午餐	二米饭（粳米、小米各50克）● 牡蛎海带西葫芦汤（牡蛎150克，水发海带、西葫芦各100克，芝麻油5克）● 凉拌芹菜豆腐干（芹菜100克，豆腐干20克）
晚餐	米饭（粳米125克）● 鸭血豆腐汤（鸭血90克，豆腐100克，芝麻油5克）● 清炒豌豆苗（豌豆苗200克）

	周日
早餐	无糖酸奶（130克）● 杂粮发糕（玉米面40克，小麦面20克，豆面15克）● 凉拌西蓝花（西蓝花100克，芝麻油5克）
午餐	二米饭（粳米75克，小米50克）● 黄花菜拌藕（黄花菜5克，莲藕100克）● 烧鲤鱼（鲤鱼130克，胡萝卜50克）
晚餐	荞麦面（面条100克）● 鸡丁西蓝花（鸡肉50克，西蓝花200克）● 西红柿紫菜蛋汤（紫菜10克，鸡蛋1个，西红柿50克，芝麻油5克）

2000~2100 千卡
运动量大，有重体力劳动

轻度糖尿病患者、体型偏瘦或重体力劳动糖尿病患者，要适量增加热量摄入，以达到营养全面和均衡。

在2000~2100千卡的饮食结构中，每天的主食量要控制在350~375克，其中，早餐控制在110克左右，午餐140克左右，晚餐110克左右。

糖尿病患者在饮食上，主食要粗细搭配合理，副食要荤素搭配适宜。如果在两餐之间感到饥饿，可以吃些低热量水果或奶制品，千万不可选择快餐食品或零食。

2000~2100千卡三餐能量分别如下。

早餐的热量＝（2000~2100）千卡×1/5＝400~420千卡

午餐的热量＝（2000~2100）千卡×2/5＝800~840千卡

晚餐的热量＝（2000~2100）千卡×2/5＝800~840千卡

一周食谱推荐

周一	
早餐	萝卜丝肉包（白萝卜100克，猪瘦肉20克，小麦面100克，芝麻油2克）● 牛奶（200克）● 凉拌圆白菜（圆白菜100克，芝麻油5克）
午餐	米饭（粳米50克）● 杂粮窝头（玉米面、小麦面各30克，豆面15克）● 山药羊肉汤（山药50克，羊肉100克）● 韭菜炒豆干（韭菜100克，豆腐干20克）
晚餐	胡萝卜鸡蛋炒饭（胡萝卜200克，鸡蛋1个，米饭150克）● 黄瓜紫菜汤（紫菜10克，黄瓜100克，芝麻油2克）● 苹果（100克）

周二	
早餐	牛奶（250克）● 全麦面包（小麦面80克）● 水煮鹌鹑蛋（50克）● 凉拌白菜（白菜100克，芝麻油5克）
午餐	米饭（粳米75克）● 豆面馒头（小麦面40克，豆面35克）● 莴笋炒香菇（莴笋、香菇各100克）● 清炒芹菜（芹菜100克）● 桃子（200克）
晚餐	米饭（粳米125克）● 紫菜鸡蛋汤（紫菜3克，鸡蛋1个，芝麻油2克）● 青椒鸡丁（青椒、鸡肉各100克）

周三	
早餐	牛奶（250克）● 香菇青菜包（小麦面65克，香菇20克，青菜50克）
午餐	米饭（粳米75克）● 杂粮馒头（小麦面40克，玉米面、豆面各15克）● 白菜板栗炖羊肉（板栗40克，羊肉、白菜各100克）
晚餐	荞麦面（面条100克）● 芹菜炒肉丝（芹菜200克，猪瘦肉50克）● 炒芥蓝（芥蓝100克）● 无糖酸奶（130克）

周四	
早餐	燕麦牛奶粥（牛奶200克，燕麦30克）● 玉米面发糕（玉米面30克，小麦面20克）● 黄花菜拌莲藕（黄花菜5克，莲藕100克）
午餐	米饭（粳米50克）● 豆面馒头（小麦面40克，豆面35克）● 洋葱炖羊排（洋葱150克，羊排200克）● 西红柿白菜汤（白菜50克，西红柿20克，香菜10克）
晚餐	米饭（粳米50克）● 杂粮馒头（玉米面、小麦面、荞麦面各20克）● 红烧带鱼（带鱼170克）● 海带炖豆腐（水发海带30克，豆腐100克）

	周五
早餐	牛奶薏苡仁粥(薏苡仁50克,牛奶200克) ● 玉米面发糕(玉米面20克,小麦面30克) ● 凉拌菠菜(菠菜100克,芝麻油5克)
午餐	米饭(粳米75克) ● 杂粮馒头(玉米面、小麦面、豆面各20克) ● 胡萝卜玉米炖排骨(排骨75克,玉米30克,胡萝卜、青笋各100克) ● 橙子(100克)
晚餐	米饭(粳米50克) ● 馒头(小麦面50克) ● 清炒苦瓜(苦瓜200克) ● 白灼虾(虾150克) ● 鸡汤(鸡肉100克,水发银耳10克,芝麻油2克)
	周六
早餐	杂粮粥(莲子10克,薏苡仁、糙米各20克) ● 水煮鸡蛋(1个) ● 生菜沙拉(生菜100克,玉米粒20克) ● 花卷(小麦面35克)
午餐	杂粮饭(粳米50克,小米、糙米各25克) ● 西葫芦炒虾仁(西葫芦100克,虾仁80克) ● 冬瓜排骨汤(冬瓜100克,排骨70克) ● 香蕉(200克)
晚餐	米饭(粳米125克) ● 双椒肉碎炒笋丁(青椒、红椒、猪瘦肉各50克,竹笋100克) ● 白萝卜炖豆腐(白萝卜150克,豆腐100克)
	周日
早餐	薏苡仁粥(薏苡仁50克) ● 花卷(小麦面50克) ● 醋炝绿豆芽胡萝卜(绿豆芽150克,胡萝卜50克) ● 桃子(300克)
午餐	米饭(粳米75克) ● 豆面馒头(小麦面40克,豆面35克) ● 清蒸草鱼(草鱼150克) ● 青椒土豆丝(青椒、土豆各50克)
晚餐	胡萝卜鸡蛋炒饭(胡萝卜50克,鸡蛋1个,米饭75克) ● 芹菜炒百合(芹菜200克,百合30克) ● 太子参煲鸽汤(鸽子肉120克,太子参5克)

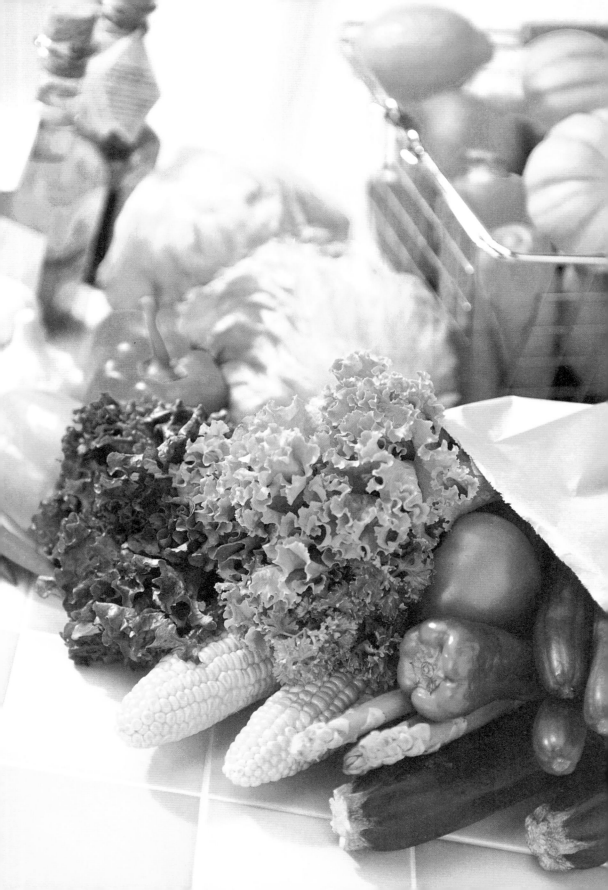

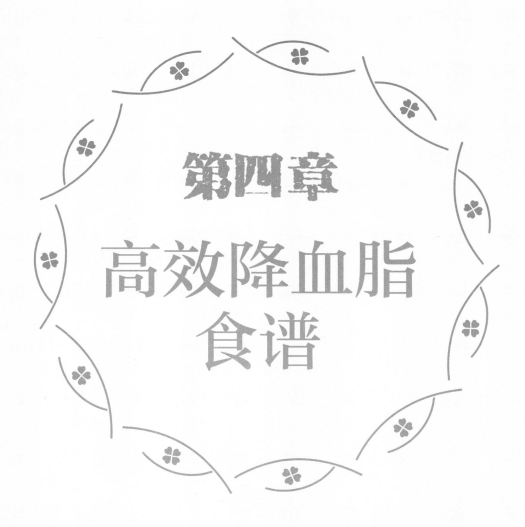

第四章

高效降血脂食谱

降血脂饮食原则

高脂血症患者血液中的脂类物质超标，导致血液中血清脂类物质代谢异常。因此，高脂血症患者要从日常饮食着手，改善血脂状况，再配合药物治疗，预防与治疗结合，双管齐下，有助于降血脂。

限制三餐饮食

高脂血症患者饮食要清淡，控制脂肪的摄入，最好不要吃高胆固醇、高糖、高盐的食物，少吃甜品、零食，可以适量多吃绿叶蔬菜和低糖水果。最好选用植物油或深海鱼油，少用动物油。

三餐饮食要注意定时、定量。每餐七八分饱即可，尽量少食多餐。减少外出就餐的次数，万不得已在外就餐，也要自我控制，不要摄入超过平日每餐的热量。

戒烟限酒

吸烟会损害人体各组织器官，比如，烟草中的尼古丁可导致血管收缩，增加下肢血管缺血坏死的概率。

白酒中酒精含量很高，高脂血症患者饮酒会引起血脂升高，从而加重高脂血症症状。所以，高脂血症患者只有戒烟限酒，才能平稳降低血脂。

适当喝茶

茶叶中含有一种叫茶多酚的物质，它具有增强血管柔韧性，预防动脉硬化的作用。

因此，高脂血症患者饭后适当饮茶，有助于去油解腻，达到减轻体重的目的。但是要注意，高脂血症患者不能喝浓茶，否则很可能会刺激血脂升高。

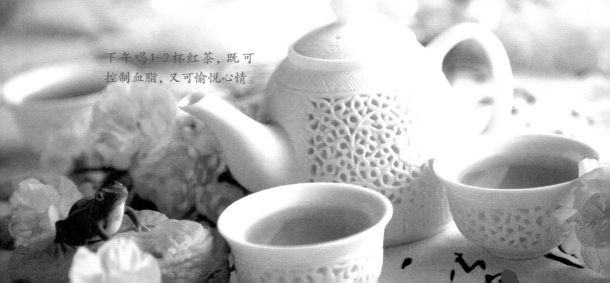

下午喝1~2杯红茶，既可控制血脂，又可愉悦心情。

平时多喝白开水

白开水是高脂血症患者最为理想的饮品，它不仅含有人体所需的多种矿物质和无机盐，而且没有热量，零负担。高脂血症患者一天喝1500~1700毫升白开水，可以清理血管，促进新陈代谢，从而降低血脂。

减少胆固醇、脂肪的摄入

高脂血症患者应限制胆固醇的摄入，每天摄入量要少于300毫克。尽量不要吃猪肚、猪脑等动物内脏，蛋黄、鱼子也不能多吃。

同时，要少吃高脂肪食物，平日饮食中可以用不饱和脂肪酸食物代替饱和脂肪酸食物，多使用植物油，少用或不用动物油。

多吃富含膳食纤维的食物

膳食纤维不仅能带来饱腹感，还能促进胃肠蠕动，提高新陈代谢的速度，因此要多吃膳食纤维含量丰富的食物。足量的膳食纤维不仅具有调整碳水化合物和脂类代谢的作用，还能促进钠的排出，从而调节血压。

补充植物蛋白和钾、钙元素

豆制品、蛋类等食物含有丰富的卵磷脂，能够降低血液中的胆固醇，有助于净化血液。

钾能维持血压稳定。如果体内钾元素含量升高，血压就会降低。缺钙是引起高血压的重要原因，钙能降低血液中胆固醇含量，保护心脏。因此，血脂异常的人应多吃芹菜、紫菜、莲子、南瓜、西红柿、香菇、海带、大豆等钾、钙含量高的食物。

正确服用减脂药物

高脂血症一般会有高血压、糖尿病等并发症，所以高脂血症患者要在医生或营养师的指导下，合理用药，不可随意增减药量或更换药物。

注意补钙

高脂血症患者不能过多食用脂肪含量高的食物，还要控制每天摄入的热量，否则很容易导致营养失衡，钙质流失。一个成年人每天应摄入800毫克的钙，建议多食用鱼虾、奶制品、豆制品等，补充身体所需营养素，达到营养均衡。

1日
高效降血脂食谱

玉米面发糕+芹菜汁+拍黄瓜

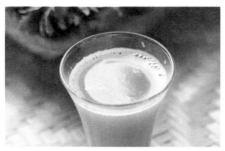

芹菜汁

【材料】芹菜200克。

【做法】将芹菜去叶洗净,切段余烫2分钟,取出后切碎榨汁。

功效 芹菜具有清热利湿的功效,适用于高脂血症并发高血压患者。

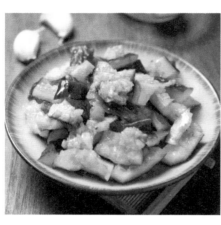

拍黄瓜

【材料】黄瓜100克。

【调料】蒜2瓣,盐、芝麻油各适量。

【做法】①黄瓜洗净,拍扁,切段。②蒜去皮,切成蒜蓉。③黄瓜和蒜蓉放盘中,加入适量盐、芝麻油,搅拌均匀即可。

功效 蒜具有预防冠心病和动脉硬化的作用,心脑血管疾病患者可经常食用。

二米饭+白萝卜炖豆腐+清蒸枸杞子鸽肉

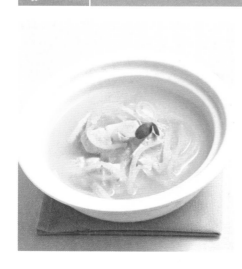

白萝卜炖豆腐

【材料】白萝卜200克,豆腐100克。

【调料】盐、植物油各适量。

【做法】①白萝卜洗净,去皮,切丝;豆腐洗净,切条。②油锅烧热,放入白萝卜略炒,加清水煮至白萝卜酥软,放入豆腐条,煮熟后,加盐调味即可。

功效 白萝卜可增加饱腹感,豆腐植物蛋白质含量丰富,二者搭配,热量不高,适合血脂异常者食用。

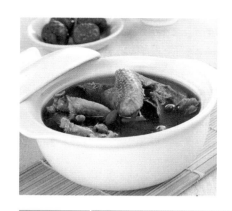

清蒸枸杞子鸽肉

【材料】鸽肉100克,枸杞子、红枣各适量。
【做法】①将鸽肉洗净,焯水。②把枸杞子和红枣用水浸泡,放入鸽腹内,隔水蒸熟即可。
功效 鸽肉营养丰富,富含蛋白质而且易于消化,适宜老年高脂血症患者食用。

❁晚餐 芦笋粥+青椒炒鸡蛋

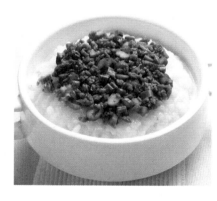

芦笋粥

【材料】粳米50克,芦笋100克。
【做法】①芦笋洗净,切丁;粳米淘洗干净。②将粳米放入锅中,加水,大火煮沸。③改小火煨煮,粥将成时放入芦笋丁,继续煨煮5分钟。
功效 多吃芦笋能有效降低血管中脂肪含量,达到降血脂目的。

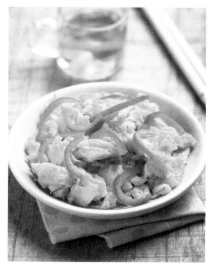

青椒炒鸡蛋

【材料】鸡蛋1个,青椒100克。
【调料】盐、植物油、芝麻油各适量。
【做法】①青椒洗净切丝;鸡蛋打入碗中,搅匀。②油锅烧热,将鸡蛋液倒入锅中,快速翻炒后盛出。③锅中倒入青椒丝,大火翻炒至断生。④倒入鸡蛋,加盐、芝麻油翻炒均匀出锅即可。
功效 青椒富含维生素和膳食纤维,鸡蛋富含蛋白质,可以补充身体所需营养素。这道菜适合高脂血症患者食用。

4周
高效降血脂食谱
第1周降血脂食谱

	周一
早餐	脱脂牛奶（100克）● 全麦面包（小麦面50克）● 水煮鸡蛋（1个）● 凉拌茼蒿（茼蒿100克）
午餐	糙米饭（粳米50克，糙米25克）● 虾皮烧豆腐（虾皮5克，豆腐40克）● 黑木耳熘鸡肉（水发黑木耳20克，鸡肉30克）
晚餐	芝麻饼（芝麻5克，小麦面45克）● 清炒空心菜（空心菜100克）● 口蘑炒西红柿（口蘑20克，西红柿100克）
	周二
早餐	小米扁豆粥（小米30克，干扁豆10克）● 凉拌金针菇（金针菇200克，芝麻油2克）
午餐	杂粮饭（粳米50克，糙米20克，红豆10克）● 韭菜炒绿豆芽（韭菜30克，绿豆芽100克）● 排骨莲藕汤（莲藕50克，排骨20克，芝麻油2克）● 樱桃（100克）
晚餐	荞麦面（面条50克）● 清炒菠菜（菠菜150克）● 白灼虾（虾40克）
	周三
早餐	葱花饼（葱花5克，小麦面65克）● 豆浆（大豆200克）
午餐	米饭（粳米75克）● 西蓝花炒肉丝（西蓝花200克，猪瘦肉20克）● 紫菜汤（紫菜10克，芝麻油1克）● 苹果（100克）
晚餐	青菜荞麦面（面条50克，青菜200克）● 红烧鸡腿（鸡腿50克）

	周四
早餐	无糖酸奶（130克）● 全麦面包（小麦面50克）● 凉拌油麦菜（油麦菜100克，芝麻油5克）
午餐	米饭（粳米75克）● 海米白菜烧豆腐（海米5克，豆腐50克，白菜150克）● 清蒸鲈鱼（鲈鱼40克）● 草莓（100克）
晚餐	米饭（粳米50克）● 清炒胡萝卜青笋（胡萝卜、青笋各100克）

	周五
早餐	红豆小米粥（小米30克，红豆20克）● 水煮鸡蛋（1个）● 橙子（100克）
午餐	米饭（粳米50克）● 凉拌西葫芦海带丝（水发海带70克，西葫芦100克，芝麻油2克）● 鸡肉炒花菜（花菜100克，鸡肉20克）● 猕猴桃（100克）
晚餐	米饭（粳米50克）● 洋葱炒肉丝（洋葱100克，猪瘦肉30克）

	周六
早餐	豆浆（大豆200克）● 花卷（小麦面50克）● 凉拌西红柿（西红柿200克）
午餐	米饭（粳米75克）● 清炒白菜（白菜100克）● 平菇鸡蛋汤（平菇50克，鸡蛋半个）● 香蕉（100克）
晚餐	米饭（粳米50克）● 凉拌白萝卜（白萝卜100克）● 豆皮炒肉丝（豆皮、猪瘦肉各20克）

	周日
早餐	茶叶蛋（1个）● 烧饼（小麦面50克）● 凉拌圆白菜（圆白菜100克）
午餐	糙米饭（粳米50克，糙米25克）● 木须肉（水发黑木耳10克，鸡蛋半个，猪瘦肉20克）● 苹果（100克）
晚餐	青菜面（青菜150克，面条50克，芝麻油3克）● 脱脂牛奶（100克）

第2周降血脂食谱

周一	
早餐	豆浆（大豆80克）● 芝麻饼（芝麻1克，小麦面50克）● 凉拌洋葱（洋葱150克）
午餐	杂粮馒头（荞麦面、玉米面各15克，小麦面25克）● 鸡肉炒莴笋（莴笋150克，鸡肉25克）● 清蒸鲈鱼（鲈鱼200克）
晚餐	荞麦面（面条50克）● 胡萝卜黄瓜炒鸡丁（胡萝卜、黄瓜各100克，鸡肉20克）

周二	
早餐	脱脂牛奶（80克）● 全麦面包（小麦面50克）● 茶叶蛋（1个）
午餐	玉米面窝头（玉米面30克，小麦面20克）● 清炒芦笋（芦笋150克）● 红烧鸭肉（鸭肉50克）● 梨（100克）
晚餐	杂粮粥（燕麦10克，玉米楂15克，粳米25克）● 肉末豇豆（猪瘦肉50克，豇豆150克）

周三	
早餐	玉米楂粥（玉米楂、粳米各25克）● 葱花饼（花葱5克，小麦面50克）● 凉拌菠菜（菠菜100克）
午餐	二米饭（粳米50克，小米25克）● 清炒苦瓜（苦瓜150克）● 胡萝卜炖排骨（排骨50克，胡萝卜100克）● 柚子（100克）
晚餐	白菜猪瘦肉水饺（白菜100克，猪瘦肉30克，小麦面75克，芝麻油3克）● 脱脂牛奶（100克）

周四	
早餐	豆浆（大豆80克）● 韭菜饼（韭菜100克，小麦面50克，鸡蛋半个）
午餐	玉米饭（粳米50克，玉米25克）● 清炒圆白菜（圆白菜100克）● 酱鸭肉（鸭肉70克）● 火龙果（100克）
晚餐	玉米面窝头（玉米面45克，小麦面30克）● 紫菜青菜虾皮汤（紫菜20克，青菜150克，虾皮30克，芝麻油2克）● 凉拌黄瓜（黄瓜100克，芝麻油2克）

周五	
早餐	豆浆（大豆80克）● 馒头（小麦面75克）● 清炒青椒（青椒100克）
午餐	糙米饭（糙米25克，粳米50克）● 芦笋炒豆皮（芦笋100克，豆皮50克）● 土豆烧鸡块（土豆50克，鸡块20克）
晚餐	鸡丝青菜手擀面（鸡肉50克，面条75克，青菜100克）● 苹果（100克）

周六	
早餐	二米粥（粳米、小米各20克）● 茶叶蛋（1个）● 凉拌菠菜（菠菜100克）
午餐	玉米面窝头（玉米面45克，小麦面30克）● 青椒土豆丝（青椒100克，土豆50克）● 卤鸭腿（鸭腿40克）● 柚子（200克）
晚餐	荞麦面（面条75克）● 笋片炒猪瘦肉（竹笋100克，猪瘦肉20克）

周日	
早餐	无糖酸奶（130克）● 全麦面包（小麦面65克）● 苹果（100克）
午餐	米饭（粳米75克）● 清蒸鲫鱼（鲫鱼80克）● 肉末茄子（茄子150克，猪瘦肉25克）
晚餐	鸡丝青菜粥（鸡肉、粳米各50克，青菜150克）● 凉拌芹菜豆腐干（芹菜100克，豆腐干50克）

第3周降血脂食谱

周一	
早餐	豆浆（大豆100克）● 水煮鸡蛋（1个）● 葱花饼（葱花5克，小麦面50克）
午餐	二米饭（粳米40克，小米35克）● 清炒莴笋丝（莴笋150克）● 红烧黄鳝（黄鳝150克）
晚餐	烧饼（小麦面50克）● 牛肉青菜粉丝汤（牛肉50克，青菜150克，粉丝35克）
周二	
早餐	燕麦牛奶粥（燕麦25克，牛奶160克）● 凉拌黄瓜（黄瓜200克，芝麻油2克）● 馒头（小麦面35克）
午餐	米饭（粳米75克）● 清炒西蓝花（西蓝花100克）● 扁豆炒肉丝（扁豆100克，猪瘦肉40克）
晚餐	西红柿牛肉水饺（西红柿100克，牛肉40克，小麦面70克）● 梨（100克）
周三	
早餐	芹菜汁（芹菜100克）● 紫薯包（紫薯25克，小麦面30克）● 茶叶蛋（1个）
午餐	米饭（粳米75克）● 花菜炒鸡丁（花菜100克，鸡肉50克）● 清炒白菜（白菜100克）
晚餐	玉米面发糕（玉米面40克，小麦面35克）● 肉片炒平菇（猪瘦肉30克，平菇200克）● 丝瓜蛋汤（丝瓜100克，鸡蛋半个，芝麻油2克）

周四	
早餐	南瓜粥（南瓜30克，粳米50克）● 水煮鸡蛋（1个）● 凉拌豇豆（豇豆150克，芝麻油2克）
午餐	米饭（粳米100克）● 海带炖排骨（水发海带20克，排骨50克）● 青椒炒蛋（青椒100克，鸡蛋1个）
晚餐	山药粥（山药100克，粳米40克）● 蒜薹炒肉丝（蒜薹100克，猪瘦肉25克）

周五	
早餐	青菜粥（青菜100克，粳米40克）● 水煮鸡蛋（1个）
午餐	米饭（粳米100克）● 清炒绿豆芽（绿豆芽150克）● 香菇炖鸡（香菇20克，鸡肉40克）● 草莓（100克）
晚餐	荞麦面（面条75克）● 西红柿炒茄子（西红柿、茄子各100克）

周六	
早餐	豆浆（大豆100克）● 茶叶蛋（1个）● 杂粮馒头（玉米面15克，小麦面20克，荞麦面25克）● 凉拌菠菜（菠菜100克，芝麻5克）
午餐	米饭（粳米75克）● 鸡翅烧土豆（鸡翅、土豆各50克）● 清炒白菜（白菜150克）
晚餐	米饭（粳米75克）● 胡萝卜炒虾仁（胡萝卜100克，虾仁50克）● 脱脂牛奶（100克）

周日	
早餐	小米粥（小米50克）● 茶叶蛋（1个）● 凉拌黄瓜（黄瓜100克，芝麻油3克）
午餐	米饭（粳米100克）● 香菇炒芥蓝（香菇5克，芥蓝100克）● 菠菜肉片汤（菠菜50克，猪瘦肉20克）● 柚子（100克）
晚餐	二米饭（粳米35克，小米25克）● 红烧鲤鱼（鲤鱼50克）● 清炒生菜（生菜150克）

第4周降血脂食谱

	周一
早餐	玉米面发糕(小麦面35克,玉米面25克)● 豆浆(大豆200克)● 凉拌菠菜(菠菜250克,芝麻油3克)
午餐	米饭(粳米100克)● 鸡蛋炒茴香(鸡蛋1个,茴香150克)● 西红柿炖牛腩(西红柿200克,牛肉100克)● 苹果(100克)
晚餐	二米饭(粳米35克,小米25克)● 肉末烧豆腐(猪瘦肉20克,豆腐50克,白菜100克)

	周二
早餐	豆沙包(小麦面50克,红豆15克)● 无糖酸奶(130克)● 草莓(150克)
午餐	米饭(粳米100克)● 红烧大黄鱼(大黄鱼100克)● 清炒韭菜(韭菜150克)
晚餐	米饭(粳米75克)● 清炒青笋藕条(莲藕、青笋各100克)

	周三
早餐	薏苡仁粥(薏苡仁、粳米各30克)● 茶叶蛋(1个)
午餐	杂粮饭(粳米50克,小米5克,糙米25克)● 青椒炒茄丝(青椒、茄子各100克)● 红烧鸡块(鸡肉50克)● 橙子(100克)
晚餐	二米饭(粳米35克,小米25克)● 西蓝花炒肉丝(西蓝花100克,猪瘦肉20克)

周四	
早餐	花卷(小麦面75克) ● 水煮鹌鹑蛋(50克) ● 无糖酸奶(100克)
午餐	米饭(粳米75克) ● 清炒空心菜(空心菜150克) ● 红烧带鱼(带鱼100克)
晚餐	二米饭(粳米35克,小米25克) ● 清炒苋菜(苋菜150克) ● 红烧黄鳝(黄鳝70克)

周五	
早餐	薏苡仁粥(薏苡仁25克,粳米30克) ● 水煮鹌鹑蛋(50克) ● 凉拌黄瓜(黄瓜150克,芝麻油2克)
午餐	米饭(粳米50克) ● 青椒炒蛋(青椒100克,鸡蛋1个) ● 清蒸鲈鱼(鲈鱼120克,芝麻油2克) ● 樱桃(100克)
晚餐	荞麦面(面条75克) ● 肉末豇豆(猪瘦肉30克,豇豆150克)

周六	
早餐	花卷(小麦面75克) ● 豆浆(大豆200克) ● 凉拌白菜金针菇(白菜100克,金针菇50克)
午餐	米饭(粳米35克) ● 高粱面馒头(高粱面35克,小麦面15克) ● 豌豆炒虾仁(豌豆150克,虾仁100克) ● 清炒土豆丝(土豆200克)
晚餐	米饭(粳米75克) ● 肉丝炒花菜(猪瘦肉20克,花菜150克)

周日	
早餐	玉米糁粥(玉米糁50克,粳米20克) ● 水煮鸡蛋(1个)
午餐	米饭(粳米50克) ● 玉米面窝头(玉米面30,小麦面20克) ● 蒜苗炒肉丝(蒜苗150克,猪瘦肉20克) ● 白萝卜炖豆腐(白萝卜200克,豆腐100克) ● 桃子(200克)
晚餐	二米饭(粳米40克,小米35克) ● 竹笋炒鸡肉(竹笋150克,鸡肉30克) ● 脱脂牛奶(100克)

不同类型的血脂异常患者食谱推荐

I型血脂异常症
减少每日脂肪摄入

I型血脂异常症患者的主要症状是，血液中的甘油三酯（TG）浓度高，一般会达到56毫摩/升，而胆固醇则有可能是正常的。

这类患者的首要饮食原则就是减少脂肪的摄入，每日脂肪摄入量要小于35克，包括烹调用油在内。三餐饮食要清淡，最好摒弃煎、炸、烤等不健康的烹饪方式，而选用蒸、煮、炖、汆、拌等健康的烹饪方法。

I型血脂异常症患者需要低脂饮食，但如果长期限制脂肪的摄入，则有可能造成缺铁性贫血。所以在日常饮食中，应适当补充维生素A、维生素D、维生素E，多食用菠菜、白菜、荠菜、西红柿、绿豆、核桃、梨、香蕉、苹果、樱桃、鸡肉等，保持营养均衡，补充能量。

一周食谱推荐

周一	
早餐	荠菜馄饨（小麦面100克，鸡蛋1个，鸡肉20克，荠菜150克）
午餐	米饭（粳米100克）● 乌鸡黄花菜汤（乌鸡100克，黄花菜10克）● 海带拌豆腐干（水发海带100克，豆腐干40克）● 苹果（100克）
晚餐	素三鲜包（小麦面100克，韭菜150克，豆皮40克，水发黑木耳30克）● 菠菜蛋花汤（菠菜150克，鸡蛋40克）

周二	
早餐	高粱面窝头（高粱面35克，小麦面40克） ● 青椒土豆丝（青椒100克，土豆50克） ● 梨（200克）
午餐	米饭（粳米75克） ● 炖黄鳝（黄鳝150克） ● 鸡肉炒花菜（鸡肉100克，花菜150克）
晚餐	米饭（粳米75克） ● 清炒西葫芦（西葫芦100克） ● 脱脂牛奶（100克）

周三	
早餐	脱脂牛奶（100克） ● 茶叶蛋（1个） ● 玉米面窝头（玉米面50克，小麦面25克） ● 猕猴桃（100克）
午餐	米饭（粳米100克） ● 鸡丝汤（鸡肉50克） ● 茭白炒肉丝（茭白200克，猪瘦肉50克） ● 凉拌菠菜（菠菜100克，芝麻油5克）
晚餐	米饭（粳米75克） ● 芹菜炒豆腐干（芹菜100克，豆腐干50克） ● 清炒芥蓝（芥蓝100克）

周四	
早餐	豆浆（大豆250克） ● 馒头（小麦面75克） ● 清炒藕片（莲藕150克）
午餐	米饭（粳米125克） ● 菠菜炒肉丝（菠菜150克，猪瘦肉30克） ● 丝瓜鸡蛋汤（丝瓜100克，鸡蛋1个） ● 柚子（200克）
晚餐	米饭（粳米100克） ● 清炒青椒（青椒100克） ● 莴笋炒鸡丁（莴笋100克，鸡肉50克）

周五	
早餐	花卷（小麦面100克）● 黄瓜鸡蛋汤（黄瓜150克，鸡蛋1个，芝麻油3克）● 香蕉（75克）
午餐	米饭（粳米125克）● 蒜薹炒肉丝（蒜薹100克，猪瘦肉50克）● 清炒油麦菜（油麦菜150克）
晚餐	米饭（粳米50克）● 莲藕排骨汤（莲藕80克，排骨40克，芝麻油2克）
周六	
早餐	山药燕麦粥（山药20克，燕麦90克）● 茶叶蛋（1个）● 凉拌西葫芦（西葫芦100克）
午餐	米饭（粳米125克）● 土豆炖排骨（土豆100克，排骨40克）● 凉拌黄瓜（黄瓜100克，芝麻油2克）● 樱桃（100克）
晚餐	米饭（粳米100克）● 清蒸茄子（茄子150克）● 干煸四季豆（四季豆200克）
周日	
早餐	绿豆汤（绿豆25克）● 水煮玉米（200克）
午餐	米饭（粳米125克）● 香菇油菜（香菇50克，油菜200克）● 卤鸭腿（鸭腿40克）● 樱桃（100克）
晚餐	米饭（粳米100克）● 清炒蒜苗（蒜苗200克）● 青椒炒蛋（青椒100克，鸡蛋1个）

Ⅱa型血脂异常症
降低体内胆固醇含量

Ⅱa型血脂异常患者血液中的胆固醇浓度较高，一般会大于5.72毫摩/升。这类患者的首要饮食原则是限制胆固醇的摄入，降低体内胆固醇含量。

Ⅱa型血脂异常患者每日胆固醇摄入量要小于200毫克。尽量不要吃动物内脏、动物脑等胆固醇含量较高的食品，还有些食物，如鱿鱼、鱼子、蟹黄等，也要慎食。

除了要少吃胆固醇，还要少吃脂肪，最好用不饱和脂肪酸代替饱和脂肪酸。比如不用动物油，而改用植物油、深海鱼油等。

日常饮食减少胆固醇和脂肪的摄入，会导致体内维生素A、维生素E的含量偏低，所以要注意补充。每日可以多吃西红柿、绿豆、核桃、梨、猕猴桃、奶制品、蛋白等，增加体内能量，达到膳食平衡。

一周食谱推荐

周一	
早餐	黑米发糕（小麦面、黑米面各50克）● 蚝油生菜（生菜100克）● 脱脂牛奶（200克）
午餐	米饭（粳米100克）● 花菜炒鸡丁（花菜100克，鸡肉80克）● 清炒豇豆（豇豆150克）● 猕猴桃（100克）
晚餐	米饭（粳米75克）● 清炒毛豆（毛豆70克）● 紫菜萝卜汤（紫菜10克，白萝卜150克）

周二	
早餐	二米粥（粳米30克，小米25克）● 清炒圆白菜（圆白菜100克）● 水煮玉米（150克）
午餐	米饭（粳米100克）● 茭白炒肉丝（茭白100克，猪瘦肉50克）● 凉拌白萝卜（白萝卜150克，芝麻油3克）
晚餐	糙米饭（粳米75克，糙米50克）● 芹菜炒肉丝（芹菜100克，猪瘦肉20克）

周三	
早餐	葱花卷（小麦面100克，葱花2克）● 凉拌菠菜（菠菜100克）● 脱脂牛奶（200克）
午餐	米饭（粳米100克）● 空心菜炒肉丝（猪瘦肉50克，空心菜150克）● 清炒南瓜丝（南瓜100克）● 柚子（100克）
晚餐	牛肉西红柿面（牛肉50克，西红柿1个，面条100克）● 芹菜汁（芹菜200克）

周四	
早餐	千层饼（小麦面100克）● 豆浆（大豆100克）● 拌绿豆芽（绿豆芽100克）
午餐	米饭（粳米125克）● 胡萝卜炒丝瓜（胡萝卜50克，丝瓜100克）● 清蒸鲈鱼（鲈鱼100克）
晚餐	杂粮饭（粳米50克，玉米、红豆各25克）● 春笋炒肉丝（猪瘦肉30克，春笋100克）● 橙子（100克）

	周五
早餐	紫米馒头（紫米面、小麦面各50克）● 脱脂牛奶（150克）● 冬瓜炒茄子（冬瓜、茄子各100克）
午餐	米饭（粳米100克）● 青椒炒毛豆（青椒、毛豆各100克）● 清炒藕片（莲藕150克）
晚餐	杂粮饭（粳米50克，玉米、小米各25克）● 清炒山药（山药200克）● 凉拌苦瓜（苦瓜200克）

	周六
早餐	红豆粥（红豆35克，粳米50克）● 清炒茄子（茄子100克）● 李子（100克）
午餐	米饭（粳米100克）● 豌豆炒胡萝卜丁（豌豆70克，胡萝卜100克）● 扁豆炒鸡丁（鸡肉50克，扁豆100克）
晚餐	芹菜猪肉水饺（小麦面100克，猪瘦肉50克，芹菜200克，芝麻油5克）● 脱脂牛奶（100克）

	周日
早餐	麻酱烧饼（小麦面90克，麻酱5克）● 清炒白菜（白菜100克）● 豆浆（大豆150克）
午餐	米饭（粳米100克）● 清炖羊肉（羊肉100克）● 西蓝花炒西红柿（西蓝花、西红柿各100克）
晚餐	二米饭（粳米、小米各50克）● 洋葱炒蛋（鸡蛋1个，洋葱150克）● 苹果（100克）

IIb型及III型血脂异常症
控制每日食物摄入总量

　　IIb型及III型血脂异常患者，身体中低密度脂蛋白和极低密度脂蛋白均较高，尤其是III型血脂异常患者的血浆甘油三酯，可达到1.65~11毫摩/升。

　　IIb型及III型血脂异常患者的饮食原则是：控制每日食物摄入的总量，保持理想体重。具体做法是：限制碳水化合物的摄入量，使其小于总热量的60%，即1800千卡的饮食中，主食要小于12份。

　　不能吃蔗糖、蜂蜜等甜食，以防体重增加或并发糖尿病，并限制胆固醇的摄入。IIb型及III型血脂异常患者，每日胆固醇的摄入量要低于300毫克。炒菜时，要使用植物油而不用动物油，不吃肥肉。

　　控制脂肪的摄入，每日脂肪摄入量要小于总热量的20%，即1800千卡的饮食中，脂肪要小于4份。

　　多吃富含膳食纤维的食物。燕麦、糙米、玉米、荞麦等粗粮和杂粮，生菜、菠菜、黄瓜、西红柿、白菜等蔬菜，苹果、柚子、橙子、猕猴桃等水果，都含有丰富的膳食纤维、维生素及多种营养元素，IIb型及III型血脂异常患者每日要坚持食用3~5份。

一周食谱推荐

周一	
早餐	馒头（小麦面75克）● 茶叶蛋（1个）● 青椒炒白萝卜（青椒、白萝卜各100克）● 苹果（200克）
午餐	糙米饭（粳米、糙米各50克）● 竹笋炒鸡丁（鸡肉、竹笋各100克）● 清炒油麦菜（油麦菜100克）
晚餐	薏苡仁饭（薏苡仁25克，粳米50克）● 清蒸茄子（茄子100克）● 西葫芦炒鸡丁（鸡肉、西葫芦各100克）

	周二
早餐	玉米面窝头（玉米面50克，小麦面25克）● 脱脂牛奶（150克）● 凉拌金针菇（金针菇200克，芝麻油5克）
午餐	燕麦饭（粳米、燕麦各50克）● 肉丸炖白菜（猪瘦肉50克，白菜100克）● 茭白炒青椒（茭白150克，青椒100克）● 橙子（75克）
晚餐	糙米饭（粳米50克，糙米25克）● 西红柿炖牛腩（西红柿、牛肉各100克）● 凉拌黄瓜（黄瓜100克，芝麻油2克）

	周三
早餐	二米粥（小米50克，粳米25克）● 水煮鸡蛋（鸡蛋1个，只吃蛋白）● 黑木耳炒黄瓜（水发黑木耳20克，黄瓜100克）● 苹果（200克）
午餐	米饭（粳米100克）● 清炖羊肉（羊肉200克）● 清炒茄子（茄子200克）● 猕猴桃（100克）
晚餐	米饭（粳米75克）● 凉拌青椒苦瓜（青椒、苦瓜各100克）● 山药炒芹菜（山药、芹菜各100克）

	周四
早餐	蒸饺（小麦面100克，猪瘦肉、虾仁各40克）● 凉拌芹菜（芹菜100克）
午餐	杂粮饭（粳米50克，玉米、紫米各25克）● 青椒炒莴笋（青椒、莴笋各100克）● 红烧带鱼（带鱼170克）● 橙子（100克）
晚餐	米饭（粳米75克）● 酱鸭肉（鸭肉120克）● 清炒扁豆（扁豆100克）

周五	
早餐	脱脂牛奶（160克）● 烧饼（小麦面100克）● 胡萝卜拌莴笋丝（胡萝卜、莴笋各100克）
午餐	糙米饭（粳米、糙米各50克）● 红烧牛肉（牛肉150克）● 茴香炒鸡蛋白（茴香100克，鸡蛋清2个）
晚餐	米饭（粳米75克）● 凉拌茼蒿（茼蒿200克）● 清蒸鲫鱼（鲫鱼160克）
周六	
早餐	无糖酸奶（130克）● 花卷（小麦面100克）● 凉拌黄瓜（黄瓜200克，芝麻油5克）
午餐	杂粮饭（粳米50克，小米、荞麦各25克）● 白菜烧肉（白菜200克，猪瘦肉60克）● 紫菜汤（紫菜10克，芝麻油2克）
晚餐	米饭（粳米75克）● 豆腐皮炒韭菜（豆腐皮20克，韭菜100克）● 清炒芥蓝（芥蓝100克）● 柚子（75克）
周日	
早餐	馄饨（小麦面100克，猪瘦肉20克，紫菜3克，芝麻油2克）
午餐	米饭（粳米90克）● 凉拌西葫芦（西葫芦100克，芝麻油5克）● 白萝卜炖排骨（白萝卜200克，排骨75克）
晚餐	牛肉丸白菜粉丝汤（牛肉50克，粉丝45克，圆白菜100克）● 烧饼（小麦面85克）● 火龙果（100克）

Ⅳ型血脂异常症
控制体重，杜绝甜食

Ⅳ型血脂异常患者的临床表现是，甘油三酯明显增高，胆固醇水平相对来说较为正常，前 β 脂蛋白快速增高，但是 β 脂蛋白却不增加，没有乳糜微粒。

Ⅳ型血脂异常患者的饮食原则就是要控制体重，将体重控制在合理的范围。减肥要从减少碳水化合物的摄入量开始，每天每千克体重的碳水化合物摄入量要小于5克。

以50千克的体重为例，一天三餐的主食要小于250克；胆固醇摄入量每天要小于300毫克。另外，不要吃蔗糖、蜂蜜等甜食。

一周食谱推荐

	周一
早餐	馒头（小麦面50克）● 豆浆（大豆200克）● 凉拌黄瓜（黄瓜100克，芝麻油2克）
午餐	米饭（粳米75克）● 白萝卜炒肉丝（猪瘦肉20克，白萝卜150克）● 凉拌海带丝（水发海带100克）
晚餐	米饭（粳米50克）● 平菇炒鸡蛋（平菇100克，鸡蛋半个）● 清炒藕片（莲藕100克）

	周二
早餐	烙饼（小麦面50克）● 脱脂牛奶（160克）
午餐	米饭（粳米75克）● 茭白炒肉丝（猪瘦肉20克，茭白100克）● 蚝油生菜（生菜100克）● 苹果（200克）
晚餐	米饭（粳米50克）● 西葫芦炒丝瓜（西葫芦、丝瓜各100克）● 紫菜鸡蛋汤（紫菜20克，鸡蛋1个）

周三	
早餐	紫米发糕（紫米面、小麦面各25克）● 无糖酸奶（130克）
午餐	米饭（粳米75克）● 清蒸鲫鱼（鲫鱼100克，芝麻油2克）● 清炒娃娃菜（娃娃菜200克）● 柚子（100克）
晚餐	米饭（粳米50克）● 凉拌西蓝花（西蓝花100克）● 清炒土豆丝（土豆100克）

周四	
早餐	葱花饼（葱花5克，小麦面50克）● 无糖酸奶（130克）● 凉拌菠菜（菠菜100克，芝麻油5克）
午餐	米饭（粳米75克）● 竹笋炒猪肉丝（竹笋100克，猪瘦肉20克）● 白萝卜豆腐汤（白萝卜150克，豆腐100克）
晚餐	米饭（粳米50克）● 清炒蒜薹（蒜薹100克）● 清蒸枸杞子鸽肉（鸽肉100克，枸杞子5克）

周五	
早餐	黑米发糕（小麦面、黑米面各25克）● 脱脂牛奶（160克）● 凉拌黄瓜（黄瓜100克，芝麻油2克）
午餐	米饭（粳米75克）● 清炒油麦菜（油麦菜150克，蒜5瓣）● 清蒸带鱼（带鱼200克）● 柚子（100克）
晚餐	米饭（粳米50克）● 茄子炖土豆（茄子150克，土豆100克）● 干煸四季豆（四季豆100克）

周六	
早餐	馒头（小麦面50克）● 豆浆（大豆200克）● 凉拌菠菜（菠菜100克）● 苹果（100克）
午餐	米饭（粳米75克）● 莴笋炒鸡丁（莴笋150克，鸡肉30克）● 排骨莲藕汤（排骨60克，莲藕150克，芝麻油2克）
晚餐	米饭（粳米50克）● 清炒南瓜丝（南瓜200克）● 西红柿鸡蛋汤（西红柿100克，鸡蛋1个）

周日	
早餐	全麦面包（小麦面50克）● 脱脂牛奶（160克）● 凉拌芹菜（芹菜100克）
午餐	米饭（粳米75克）● 白菜炒虾米（白菜200克，虾米20克）● 牛肉炒韭菜（牛肉100克，韭菜50克）● 草莓（100克）
晚餐	米饭（粳米50克）● 胡萝卜炒肉片（胡萝卜100克，猪瘦肉20克）● 炝炒绿豆芽（绿豆芽100克）

V型血脂异常症
保持营养均衡，限制能量摄入

V型血脂异常患者的临床特点为甘油三酯和胆固醇升高，以甘油三酯升高为主。

这类患者在饮食上要谨记以下原则：在尽量保持理想体重的情况下，饮食要达到营养均衡，限制总热量的摄入。

要做到营养均衡，蛋白质的摄入量应占每日食物总热量的20%~25%，以1800千卡为例，每日蛋白质的摄入量为4~5个食物交换份。

胆固醇每日摄入量应小于200毫克，碳水化合物的摄入量占总热量的50%~60%，即900~1080千卡，相当于10~12个食物交换份。

脂肪的摄入量要少于总热量的20%，即小于4个食物交换份。饮食中，要多吃含铁的食物，如鸭血、牛瘦肉、李子、红枣、猪瘦肉等，为身体补充能量。

一周食谱推荐

周一

早餐	馒头（小麦面100克）● 清炒白菜（白菜200克）● 橙子（200克）
午餐	二米饭（粳米、小米各50克） ● 胡萝卜炒鸡丝（胡萝卜、鸡肉各100克）● 洋葱炒鸡蛋（洋葱100克，鸡蛋1个）
晚餐	米饭（粳米75克）● 西葫芦炖豆腐（西葫芦、豆腐各100克）● 清炒花菜（花菜100克）

周二	
早餐	葱花饼（葱花5克，小麦面75克）● 无糖酸奶（260克）● 清炒青椒（青椒200克）
午餐	米饭（粳米80克）● 茴香炒鸡丝（茴香、鸡肉各100克）● 香菇炒芹菜（香菇50克，芹菜100克）● 火龙果（100克）
晚餐	米饭（粳米75克）● 红烧茄子（茄子100克）● 凉拌莴笋（莴笋100克）

周三	
早餐	花卷（小麦面75克）● 凉拌芹菜（芹菜100克，芝麻油5克）● 脱脂牛奶（200克）● 苹果（100克）
午餐	杂粮饭（粳米50克，小米、红豆各25克）● 清蒸草鱼（草鱼150克）● 木须肉（水发黑木耳40克，鸡蛋1个，猪瘦肉25克）
晚餐	米饭（粳米75克）● 清炒豇豆（豇豆150克）● 青椒炒豆腐干（青椒100克，豆腐干25克）

周四	
早餐	烧饼（小麦面80克）● 豆浆（大豆200克）● 黄瓜炒鸡蛋（鸡蛋1个，黄瓜100克）
午餐	米饭（粳米100克）● 猪肉炖海带豆腐（猪瘦肉60克，海带100克，豆腐80克）● 清炒胡萝卜（胡萝卜100克）● 柚子（100克）
晚餐	米饭（粳米75克）● 腐竹炒鸡肉（腐竹35克，鸡肉50克）● 凉拌土豆丝（土豆100克）

周五	
早餐	玉米面发糕(玉米面,小麦面各50克) ● 清炒苋菜(苋菜200克) ● 水煮鸡蛋(1个)
午餐	米饭(粳米100克) ● 清炒生菜(生菜100克) ● 竹笋炒肉片(猪瘦肉50克,竹笋100克) ● 橙子(100克)
晚餐	米饭(粳米75克) ● 胡萝卜拌芹菜(胡萝卜50克,芹菜100克) ● 扁豆炒肉(猪瘦肉30克,扁豆100克) ● 脱脂牛奶(100克)

周六	
早餐	花卷(小麦面75克) ● 小米粥(小米25克) ● 凉拌海带胡萝卜丝(水发海带100克,胡萝卜50克,芝麻油5克)
午餐	杂粮饭(粳米50克,小米、红豆各25克) ● 清炒山药(山药100克) ● 清蒸鲈鱼(鲈鱼150克,芝麻油3克)
晚餐	米饭(粳米75克) ● 牛肉炒芹菜(牛肉50克,芹菜150克) ● 紫菜蛋汤(紫菜5克,鸡蛋半个,芝麻油3克) ● 苹果(100克)

周日	
早餐	馒头(小麦面100克) ● 豆皮拌胡萝卜(豆皮50克,胡萝卜100克) ● 梨(100克)
午餐	米饭(粳米100克) ● 白灼虾(虾150克) ● 口蘑炒西红柿(口蘑50克,西红柿200克)
晚餐	米饭(粳米75克) ● 莴笋炒鸡丁(鸡肉100克,莴笋150克) ● 无糖酸奶(100克)

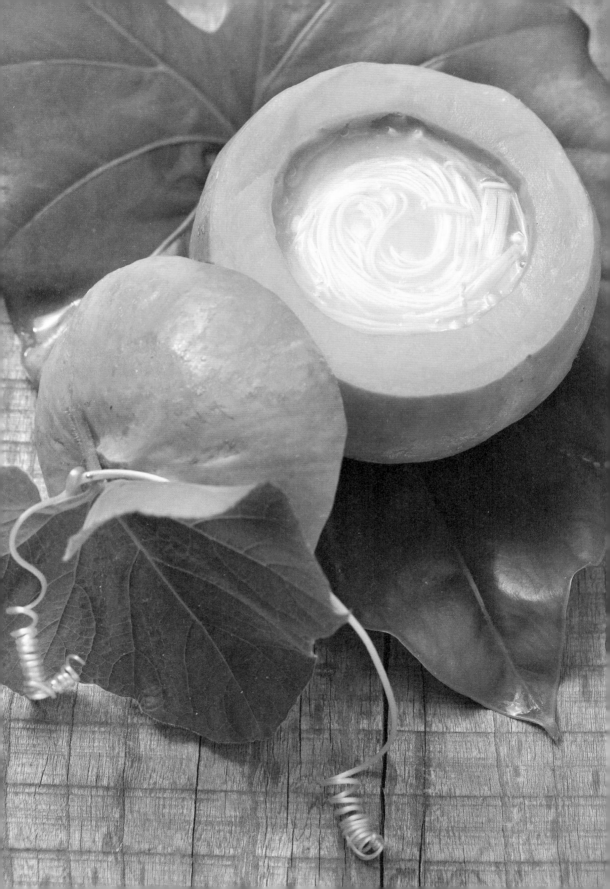

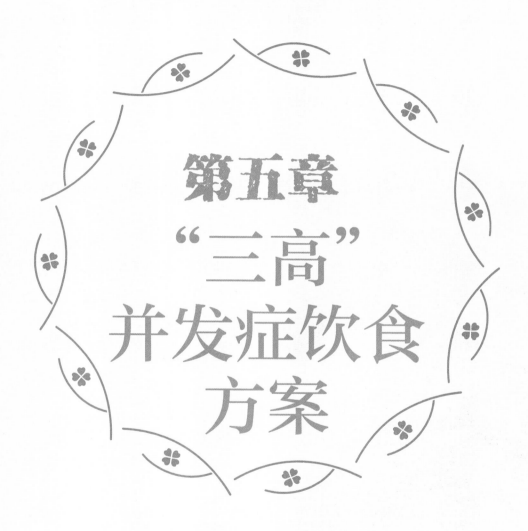

第五章
"三高"
并发症饮食
方案

高血压并发糖尿病

少食多餐，多摄入膳食纤维

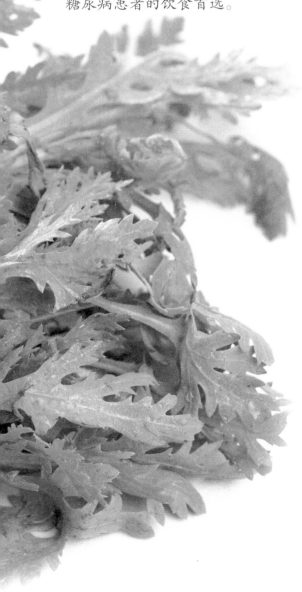

茼蒿等膳食纤维含量高的绿叶蔬菜，是高血压并发糖尿病患者的饮食首选。

高血压和糖尿病看似关系不大，但经常"结伴而行"。

高血压和糖尿病二者相互影响，糖代谢紊乱会加速动脉硬化的形成，而高血压患者血管壁增厚变硬，也会促使糖尿病病情加重。

因此在饮食上，既要控制血压升高，又要控制糖分的摄取。在摄入充足的钙和维生素C的同时，不宜食用过甜或过咸的食物，要多摄入富含膳食纤维的食物。

发病症状

患者早期一般没有明显症状，有时可能会有头痛、头晕、眼花或失眠等高血压症状；时间久了血压会持续升高，并可能出现心、肾等人体重要器官受损。

饮食关键点

1 控制食物摄入，做到热量收支平衡。严格控制米、面等碳水化合物的摄入量，科学计算每天摄取的总热量，切勿超标。

2 忌油炸、烟熏食物。油炸食物会引起血脂升高，增加脑血管疾病的发病危险。烟熏食物含钠较高，会造成血容量增加，血压升高，很可能导致心脏负担加重。

3 控制零食摄入量。减少每日吃零食的次数和分量，不吃糖果、巧克力、葵花子、花生等高糖、高脂肪食物。

4 多吃富含膳食纤维的食物。膳食纤维不仅能清除体内多余的脂肪，还能带来饱腹感，从而帮助患者减少食量，有助于降低血糖、稳定血压。

及时补钙

钙具有调节胰岛素分泌的作用。当人体血糖升高时，钙就会把信息传递给胰岛B细胞，这样胰岛B细胞就会分泌更多的胰岛素，帮助身体降低血糖。

钙还具有调节血压的作用。科学研究表明，当人体日均钙摄入量增加100毫克时，收缩压可下降2.5毫米汞柱，舒张压可下降1.3毫米汞柱。

富含钙的食物有奶类及奶制品，豆类及豆制品，海带、海参、紫菜、虾皮、虾米等海产品。

补充维生素C

维生素C具有增加毛细血管壁通透性的作用，从而减轻毛细血管壁的压力。有研究表明，血液中维生素C的含量越高，血压就越低。维生素C还可以促进体内糖代谢，从而维持血糖稳定。

新鲜水果和蔬菜富含维生素C，比如苹果、柠檬、橙子、猕猴桃、白菜、圆白菜、青椒、紫甘蓝等。

补充 α - 亚麻酸

α - 亚麻酸是人体必需的氨基酸，具有控制血压、调节糖代谢的作用。当人体缺乏 α - 亚麻酸时，会出现四肢无力、视力模糊、皮肤易过敏等症状。

富含 α - 亚麻酸的食物有海藻、深海鱼类、贝类、松子、亚麻子等。

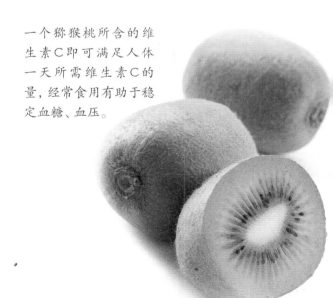

一个猕猴桃所含的维生素C即可满足人体一天所需维生素C的量，经常食用有助于稳定血糖、血压。

高血压并发糖尿病患者饮食建议

食物种类	宜吃食物
果蔬类	柑橘、苹果、猕猴桃、胡萝卜、芹菜、菠菜、荠菜、茼蒿、茭白、西红柿、冬瓜、南瓜
谷豆类	玉米、燕麦、大豆、绿豆、红豆
肉蛋奶类	猪瘦肉、脱脂牛奶
水产类	海蜇、海参、青鱼、带鱼、鲫鱼
菌藻类	银耳、黑木耳、草菇、香菇、海带
中药、饮品类	刺五加、葛根、夏枯草、菊花茶、金银花茶、绿茶、枸杞子茶、玉米须茶、豆浆
其他类	花生油、大豆油、菜子油、橄榄油、蒜

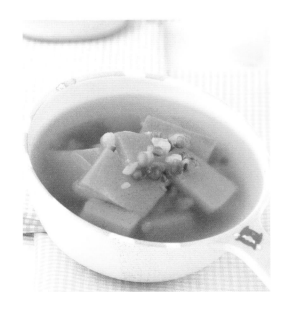

食谱推荐

绿豆南瓜汤（一人份）

【材料】绿豆50克，嫩南瓜100克。

【做法】①将绿豆洗净，入水煮成绿豆汤。②嫩南瓜切小块，在绿豆汤快熟时入锅，直到嫩南瓜煮熟即可。

【功效】绿豆含有丰富的钾，能促进钠离子的排出，减轻钠对血压的升高作用，维持血压稳定。这道汤清热解暑，非常适宜高血压合并糖尿病患者在夏季饮用。

日常保健

1 调节情绪。 当糖尿病患者情绪激动时，容易引起血压升高，患者应控制自己的情绪，尽量转移注意力；患者家人也应该多与患者交流，平复患者情绪。

2 适当运动。 高血压并发糖尿病患者可参加快走、散步、打太极拳及五禽戏等平缓的运动。

3 食疗控血压。 可以常饮降压茶，辅助控制血压。另外，高血压并发糖尿病患者也要注意控制饮食，饮食清淡些，常吃富含钙的食物，限制盐和糖的摄入，并控制主食的量。

特效穴调养

太冲穴

快速找穴： 沿第一、第二趾间横纹向足背上推，可感有一凹陷处即是。

按摩方法： 用食指指腹按揉太冲穴30~50次。

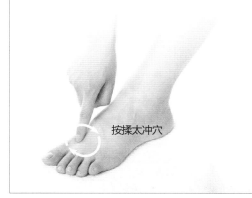

按揉太冲穴

三阴交穴

快速找穴： 手四指并拢，小指下缘靠内踝尖上，食指上缘所在水平线与胫骨后缘交点处。

按摩方法： 用拇指指腹按揉三阴交穴1分钟，两侧可同时进行。

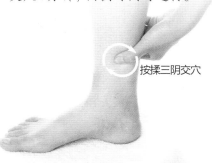

按揉三阴交穴

高血压并发肾衰竭
蛋白质摄入求精不求多

高血压和肾衰竭是相互作用的。血压过高会损伤肾功能，严重时可能会导致尿毒症；反之，肾功能受损会使高血压病情恶化，进而使本来已经很高的血压继续升高，加重病情。

此类患者在膳食上要注意补充人体所需的维生素、膳食纤维和优质蛋白质，而由于肾功能受损，对于钾、钠等矿物质无法及时清除，故应少吃富含钾、钠的食物。

选择鳕鱼中间部分，将雪白的鱼肉清蒸，可更好地发挥降"三高"的效果。

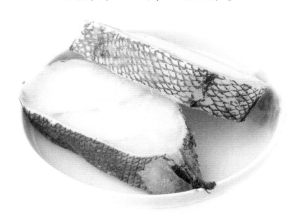

发病症状

头晕、头痛、心悸、失眠、四肢乏力、排尿减少、蛋白尿、渐进性肾功能损害、高血压、贫血、水肿、腰痛、厌食、视力下降等。

饮食关键点

1 不建议过多摄入蛋白质。 可选用优质蛋白质，如鱼类、乳制品等。虽然高血压并发肾衰竭患者需要限制蛋白质的摄入，但若体内蛋白质过少，可能会导致营养不良，所以可适当选用优质蛋白质食物。

2 不宜过多饮水。 体内水分过多，又不能及时排出，会增加肾脏的压力，所以应适量减少水分的摄入。

3 补充维生素。 维生素A有助睡眠，B族维生素可补充人体能量，维生素C能促进脂肪代谢，稳定血压。

4 不建议饮食过咸。 根据肾功能情况，摄入食盐量不同，一般每天小于5克，忌吃香肠、咸菜等高钠食物。

补钙防止血磷上升

钙具有降低肠道中磷的吸收的作用,防止血磷上升。钙还能在一定程度上治疗肾衰竭患者常见的代谢性酸中毒。另外,血液中的钙还能强化、扩张动脉血管,达到降低血压的作用。

富含钙的食物:鲜奶、酸奶等奶类及奶制品,大豆、豆腐干、豆腐等豆类及豆制品。

补叶酸缓解肾脏负担

慢性肾功能不全者一般需要服用利尿药,这会导致体内维生素B_1大量流失,而叶酸可以降低酸血症的发生率,缓解肾脏负担。

富含叶酸的食物:新鲜蔬菜,如胡萝卜、花菜、白菜、西红柿等;水果,如桃、杏子、杨梅、山楂、柠檬等。

及时补充维生素E

肾衰竭患者如果维生素E摄入不足,可能会导致营养不良、贫血、免疫功能下降等,使病情加重,所以,肾衰竭患者要补充维生素E。

富含维生素E的食物:植物油、坚果、玉米、麦胚、黑木耳等。

高血压并发肾衰竭患者饮食建议

食物种类	宜吃食物
果蔬类	柚子、柠檬、樱桃、芹菜、南瓜、西葫芦、青椒、冬瓜
谷豆类	薏苡仁、荞麦、小米、红豆
肉蛋奶类	猪瘦肉、蛋清、脱脂牛奶
水产类	鲫鱼
中药类	黄芪、枸杞子、五味子
其他类	橄榄油、玉米油、蒜、核桃仁

食谱推荐

核桃五味子粥

【材料】核桃仁3个,五味子6克,粳米60克。

【调料】蜂蜜适量。

【做法】将核桃仁、五味子捣碎,放入锅中,与粳米一起加清水用大火煮沸,再用小火稍煮即可。食用时用蜂蜜调味,适合睡前食用。

【功效】核桃五味子粥适合高血压并发肾衰竭患者食用,可滋补肝肾,增强肝肾功能。

日常保健

1 **积极配合治疗，稳定血压。** 晚期高血压肾衰竭患者要及时进行透析治疗或肾移植。

2 **适量补充蛋白质。** 高血压并发肾病患者在选择食物时，要依据蛋白尿的程度及肾功能的情况来做具体调整。无论蛋白质供应数量多少，均应充分注意优质蛋白质的供给，多吃瘦肉、低脂奶制品。

3 **少吃盐和味精。** 肾病患者要减少盐和味精的摄入，以免增加肾脏负担。

特效穴调养

神门穴

快速找穴： 一手微握拳，另一手四指握住手腕，屈拇指，指甲尖所到凹陷处即是。

按摩方法： 用拇指指尖垂直掐按神门穴，每次1~3分钟。

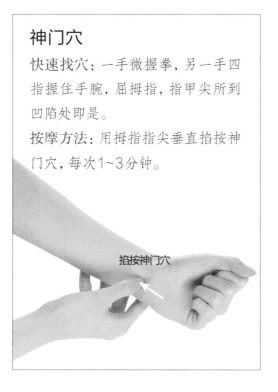

掐按神门穴

照海穴

快速找穴： 坐位垂足，由内踝尖垂直向下推，至下缘凹陷处，按压有酸痛感即是。

按摩方法： 用拇指指腹轻轻向下按揉照海穴，每次1~3分钟。

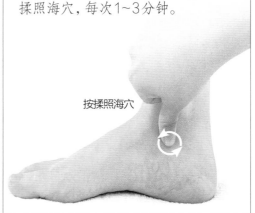

按揉照海穴

高血压并发冠心病
控制热量，增加膳食纤维

高血压与冠心病往往相伴而生，长期患高血压容易引起血管硬化和血管狭窄，从而引发冠心病。

高血压患病时间越长，冠心病的发病率就越高。只有注意日常饮食，养成良好的生活作息规律，合理用药，才能缓解冠心病。日常饮食要以粗杂粮为主，增加膳食纤维的摄取量。

发病症状

早期无任何症状，随着病情进一步发展，冠状动脉供血出现不足，就会出现心绞痛、心律失常、心力衰竭和心肌梗死等症状。

饮食关键点

1 限制饮食，控制热量。 摄入的热量过高，会使体重增加，对高血压并发冠心病患者来说是很危险的。尽量保持理想体重。

2 饮食清淡。 少盐少糖少油，肥肉、动物内脏、蛋黄等食物要少吃或不吃。改变传统的烹饪方法，以蒸、煮、炖为主，避免油炸、烟熏食物。

3 减少蛋白质的摄取。 虽然蛋白质是人体必需的营养物质之一，但摄入过多会增加心脏负担，所以适量减少吃动物肉，以豆制品、奶制品来补充体内蛋白的缺失。

4 增加膳食纤维。 新鲜果蔬含有丰富的膳食纤维，既能促进胃肠蠕动，缩短新陈代谢的周期，还能补充人体所需能量，增加饱腹感，减少其他食物的摄入量。

柠檬两端的果蒂已经变黄，说明不够新鲜，降"三高"效果会略差。

补钙强健心脏

钙是人体必需的营养素，能维持有规律的心跳，高血压并发冠心病患者要补充足够的钙。

富含钙的食物：脱脂牛奶、无糖酸奶、坚果、海带、紫菜、豆腐、豆腐干、芥蓝、莲子、奶酪等。

补维生素C预防动脉硬化

维生素C具有抗氧化的功效，有助于增加血管弹性，防止动脉硬化。如果维生素C摄入不足，会增加患心脏病的风险，导致心脏病加重。

富含维生素C的食物：猕猴桃、红枣、苹果、橘子、橙子、白菜、西蓝花、圆白菜、青椒、绿豆芽、豌豆苗等。

蛋白质要适量

高血压并发冠心病患者每日食物中蛋白质含量以每千克体重不超过1克为宜，要多吃奶制品、豆制品、鱼类等食物。

富含蛋白质的食物：鸡蛋、鹌鹑蛋、脱脂牛奶、无糖酸奶、豆浆、豆腐、鲫鱼、鲤鱼等。

高血压并发冠心病患者饮食建议

食物种类	宜吃食物
果蔬类	苹果、猕猴桃、香蕉、西红柿、土豆、白菜
谷豆类	糙米、荞麦、玉米、燕麦、小米
肉蛋奶类	精瘦肉、蛋清、脱脂牛奶、无糖酸奶
水产类	虾、鳕鱼、三文鱼
菌藻类	香菇、海带、紫菜、黑木耳
中药、饮品类	黄精、枸杞子茶
其他类	茶油、橄榄油

食谱推荐

山药炒虾仁

【材料】山药100克，虾仁、胡萝卜、青椒各50克。

【调料】盐、料酒、淀粉各适量。

【做法】①山药、胡萝卜去皮，洗净，切片；青椒洗净切段，分别放入沸水中焯一下，捞出沥干水分。②虾仁洗净，用盐、料酒、淀粉腌10分钟。③油锅烧热，把山药、胡萝卜、青椒段、虾仁一同放入，快速翻炒熟即可。

【功效】山药具有补脾养胃、补肺益肾的功效，胡萝卜有助于降低血脂，促进肾上腺素的合成，富含钾，可稳定血压。

日常保健

1 适量服用降压药。不要过量服用降压药物,要将血压控制在一个合理范围内,避免出现低血压的情况。因为低血压可导致心跳加速,加重心脏的负荷与心肌缺氧的情况,进而加重冠心病症状。

2 合理膳食。合理控制热量摄入,保持理想体重,适当增加新鲜蔬菜、低糖水果、粗粮等富含膳食纤维食物的摄入,保证必需的矿物质、维生素供给,能有效防治高血压并发冠心病。

特效穴调养

内关穴

快速找穴:微屈腕握拳,从腕横纹向上量3横指,两条索状筋之间即是。

按摩方法:用拇指指腹按压手臂两侧内关穴各20~30次。

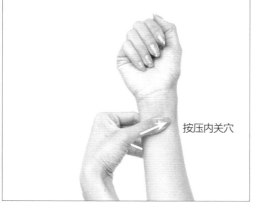

按压内关穴

太溪穴

快速找穴:坐位垂足,由足内踝向后推至与跟腱之间凹陷处即是。

按摩方法:用拇指指腹由上往下刮压太溪穴,每日早晚左右足各刮压1~3分钟。

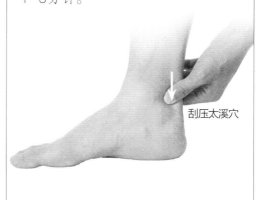

刮压太溪穴

糖尿病并发脂肪肝
控制脂肪摄入，戒烟限酒

糖尿病并发脂肪肝多见于肥胖、高脂血症、高血压的患者，其发病率为21%~78%。

成人肥胖型糖尿病患者并发脂肪肝较多，发生脂肪肝并发症的原因可能与胰岛素抵抗有关。糖尿病并发脂肪肝患者要控制脂肪的摄入，戒烟限酒，适量运动，早日消除脂肪肝。

发病症状

轻度糖尿病并发脂肪肝大多没有明显症状，若血糖得不到合理控制，随着病情的加重会出现上腹不适、厌食、腹胀、呕吐，甚至肝脏肿大等症状。

豆芽是很好的减脂食材，以长3厘米左右为佳，有助控糖减脂。

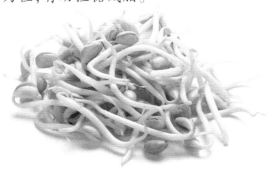

饮食关键点

1 **多吃粗粮、杂粮。**严格根据食物热量安排日常饮食，多吃杂粮或粗粮。适当减肥，让体重达到或接近与身高相匹配的标准水平。

2 **限制含嘌呤食物的摄入量。**嘌呤代谢异常，在体内会被氧化成尿酸，导致体内尿酸含量过高，从而引发脂肪肝。因此，糖尿病并发脂肪肝患者要尽量减少动物肝脏、浓肉汤、鱼子等食物的摄入量。

3 **补充水分。**每日水分摄入量为平均每3小时摄入普通水杯1~2杯水，可以通过水果、蔬菜、汤粥等来补充。

4 **少吃辛辣食物。**辛辣食物容易刺激人体，抑制尿酸的排出，可能导致突发性尿酸偏高，易诱发痛风。

5 **戒烟限酒。**吸烟会刺激人体机能，酒精容易导致体内乳酸增加，继而诱发脂肪肝。

补充膳食纤维

膳食纤维具有减缓葡萄糖吸收的作用,从而减少胰岛素的分泌,缓解餐后血糖上升过快,尤其以水溶性膳食纤维的作用最为明显。膳食纤维还能调节脂类和糖类的代谢,从而降低体内脂肪和血糖的含量。

富含膳食纤维的食物有:菠菜、白菜、空心菜等新鲜蔬菜,苹果、橙子、柚子等水果,燕麦、糙米、小米等杂粮。

补铬维持血糖稳定

铬能够提高葡萄糖耐量,调节人体糖代谢,从而维持血糖值的稳定。铬还有抑制胆固醇生物合成的功效,能提高高密度脂蛋白胆固醇的含量,降低血清总胆固醇和甘油三酯的含量。

富含铬的食物有:猪瘦肉、海产品、豆类、核桃、腰果、葵花子、全谷食物等。

补锌调节血脂代谢

锌有助于调节血脂代谢异常。锌是胰脏制造胰岛素的必需元素,当身体缺少锌时,可能会导致血脂和血糖代谢混乱,从而加重脂肪肝患者的病情。

富含锌的食物有:海带、牡蛎、牛肉、平菇、花生米、南瓜子、虾等。

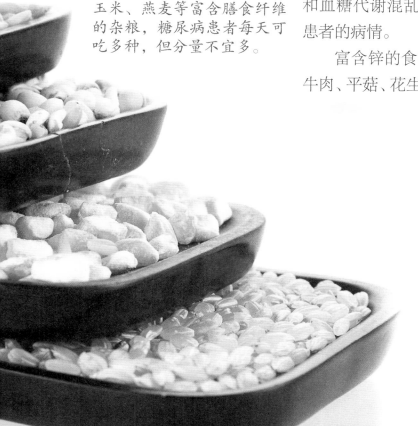

玉米、燕麦等富含膳食纤维的杂粮,糖尿病患者每天可吃多种,但分量不宜多。

糖尿病并发脂肪肝患者饮食建议

食物种类	宜吃食物
果蔬类	苹果、猕猴桃、柚子、橘子、梨、花菜、西葫芦、芹菜、白萝卜、黄瓜、豆芽、竹笋、苦瓜、丝瓜、冬瓜
谷豆类	荞麦、玉米、大豆、燕麦
肉蛋奶类	动物瘦肉、脱脂牛奶、蛋清
水产类	泥鳅、黄鳝、鲫鱼、虾
菌藻类	海带、裙带菜、紫菜
中药、饮品类	茯苓、枸杞子、地骨皮、淡绿茶、菊花茶
其他类	橄榄油、菜子油、茶油、蒜、姜

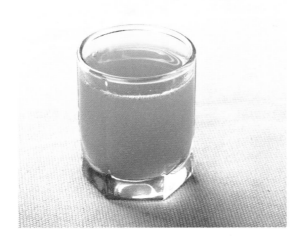

食谱推荐

芹菜萝卜饮

【材料】芹菜、白萝卜各100克，车前草30克。

【做法】将芹菜、白萝卜、车前草洗净捣烂取汁，小火煮沸后温服。每日1次，疗程不限。

【功效】清热利湿健脾，适合湿热型糖尿病并发脂肪肝患者。

日常保健

1 正确选用药物。 尽量选用对肝脏损害轻的控糖药来控制血糖，也可以适量使用维丙胺、肌醇等治疗脂肪肝的药物，必要时可以注射胰岛素来稳定血糖。

2 适量运动。 通过有氧运动减轻体重，可以改善糖尿病并发血脂异常和高胰岛素血症，并使脂肪肝消褪。糖尿病并发脂肪肝患者要根据身体状况，选择快步走、慢跑、打太极等运动项目。

3 控制脂肪的摄入。 糖尿病并发脂肪肝患者应控制热量、脂肪的摄入，尤其是饱和脂肪酸，以防止肥胖。优先选择高蛋白、高膳食纤维食物，戒烟限酒，少食刺激性食物，不建议喝饮料。

特效穴调养

关元穴

快速找穴： 在下腹部，正中线上，肚脐中央向下4横指处即是。

按摩方法： 先将手掌温热，然后将掌心敷在关元穴上做顺时针和逆时针按摩各20~30次，再用食指指腹按揉关元穴1~3分钟。

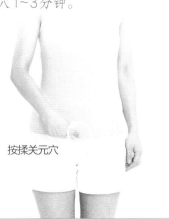

按揉关元穴

中脘穴

快速找穴： 在上腹部，肚脐中央向上5横指处。

按摩方法： 用食指指腹按揉中脘穴1~3分钟。

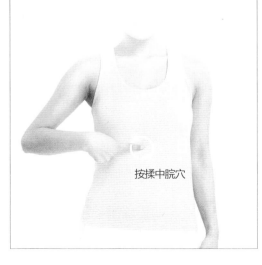

按揉中脘穴

糖尿病并发腹泻
减少膳食纤维、油脂的摄入

糖尿病并发腹泻是由内脏自主神经系统功能失调所致,是糖尿病自主神经病变在消化系统最常见的表现之一。在饮食上,腹泻者要减少膳食纤维的摄入,少吃油性和辛辣食物。

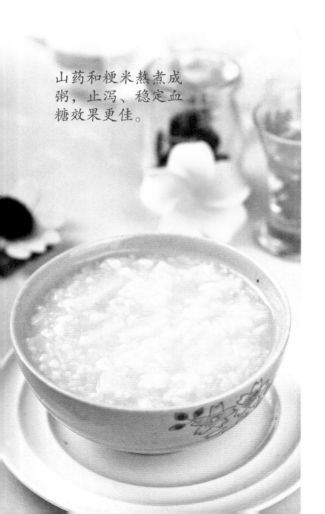

山药和粳米熬煮成粥,止泻、稳定血糖效果更佳。

发病症状

腹泻多数是间歇性的,少数是连续的,多在白天腹泻,只有少数患者在夜间腹泻。有些患者还伴有自主神经功能异常的其他表现,如小便失禁、阳痿、多汗等。

饮食关键点

1 **食物软烂,少油少盐。**要吃细软、易于消化的食物,以半流质或软质为主,保持饮食清淡,少油、少盐、少糖。

2 **少吃高膳食纤维食物。**膳食纤维能够促进胃肠蠕动,加重腹泻病情。

3 **减少胆固醇、脂肪摄入。**如果血液中胆固醇、脂肪含量过高,会加重胃肠负担,更易腹泻。

4 **多选择不饱和脂肪酸。**核桃油、葵花子油可以使胆固醇酯化,降低血液中胆固醇和甘油三酯的含量,从而抑制血糖上升。

补铬可缓解肠胃不适

铬具有调节糖代谢的作用,可以有效减缓餐后血糖过快上升,有利于维持体内血糖的稳定。腹泻患者食用含铬的食物,可以缓解肠胃不适,减轻病情。

富含铬的食物:猪瘦肉、海产品、糙米、小米、核桃、南瓜子、葵花子、花生米等。

补锰调节血糖

锰可调节糖代谢,稳定体内血糖。当体内缺少锰时,会导致血糖迅速上升。

富含锰的食物:糙米、核桃、花生米、全麦等。

适当补充维生素C

维生素C能够清血管,还能缓解餐后血糖快速上升,同时抑制胰岛细胞过快分解,达到平衡身体血糖值的作用。当腹泻次数多时,最好少吃新鲜蔬菜和水果。

富含维生素C的食物:猕猴桃、苹果、山楂、芒果、草莓、白菜、圆白菜等。

糖尿病并发腹泻患者饮食建议

食物种类	宜吃食物
果蔬类	猕猴桃、苹果、木瓜、冬瓜、苋菜、油菜、香菜、白菜、圆白菜
谷豆类	薏苡仁、粳米、豇豆、扁豆、土豆
肉蛋奶类	鸡肉、牛肉、鸡蛋
水产类	鲫鱼、鲈鱼
菌藻类	竹荪、平菇
中药、饮品类	人参、党参、芡实
其他类	姜、板栗、莲子

食谱推荐

煮苹果水

【材料】苹果1个。

【做法】①苹果洗净,切小块。②苹果块放锅中,加适量水,大火烧开,转小火煮15~20分钟即可。

【功效】苹果水有收敛作用,可防治腹泻。注意,一定要趁热饮用,凉后食用反而可能会导致腹泻。

日常保健

1 **饮食清淡，少油少盐少糖。** 宜食用少油、少渣、高蛋白、高维生素、半流质或软质食物。少食多餐，每日4~6餐。

2 **根据患者腹泻情况，酌情补充热量。** 排便次数正常后，短期内不宜食用生拌蔬菜及含膳食纤维多的蔬菜。

特效穴调养

肝俞穴

快速找穴： 肩胛骨下角水平连线与脊柱相交椎体处，往下推2个椎体，下缘旁开2横指处即是。

按摩方法： 双手拇指分别按压在双侧肝俞穴上做旋转运动，由轻到重至能承受为止，每次持续10~30分钟。

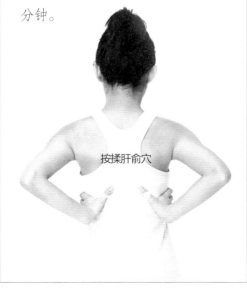

按揉肝俞穴

中脘穴

快速找穴： 在上腹部，肚脐中央向上5横指处。

按摩方法： 用食指指腹按揉中脘穴1~3分钟。

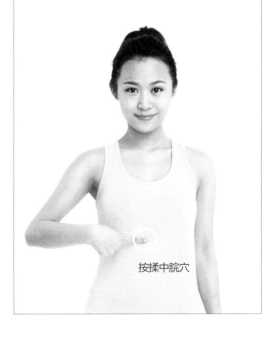

按揉中脘穴

糖尿病并发脑血管病变
提倡优质蛋白饮食

糖尿病并发脑血管病的发病率为非糖尿病患者的4倍,该病严重威胁着患者的生命安全,是糖尿病患者致残、致死的主要原因之一。

糖尿病并发脑血管病变患者,要保持乐观心态,积极配合治疗,少吃动物脂肪,多食豆奶蛋类及富含膳食纤维的食物,少食多餐,适量运动。

晚餐前喝一碗汤,可增加饱腹感,以控制食量。

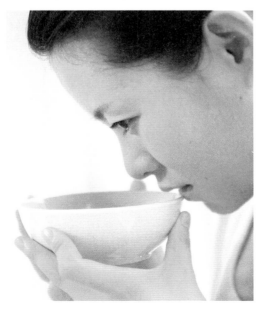

发病症状

临床上糖尿病并发脑血栓比脑出血多见,并且可反复出现小脑卒中、偏瘫、痴呆或者完全无脑卒中发作而表现为假性延髓性麻痹。

饮食关键点

1 控制每日摄入的总热量。 患者每日摄入总热量宜在1200~1800千卡之间,减少食用含糖量高的淀粉类食物,多食用饱腹感强、热量低的食物。

2 控制胆固醇、饱和脂肪酸的摄入。 不要吃动物内脏、肥肉、全脂牛奶等高脂肪、高能量的食物,应以高膳食纤维、高蛋白的食物为主。

3 每天坚持吃粗粮或杂粮。 粗粮和杂粮不仅含糖量低,还富含维生素、矿物质和膳食纤维,有降低胆固醇和预防动脉硬化的作用。

4 晚餐宜吃早、吃少。 晚餐尽量在临睡前4~5小时进行,以清淡、少糖为宜。进餐时间在30分钟左右为好,细嚼慢咽,多喝汤,增加饱腹感。

及时补充维生素 B₁

缺乏维生素 B₁ 会引起体内糖分无法正常代谢，脂肪代谢混乱，加重脑血管疾病的危害。

富含维生素 B₁ 的食物有：猪瘦肉、杂粮、豆类、花生米、酵母制品等。

补钙强心脏

钙作为天然的镇静剂，具有维持心跳规律、缓解脑血管病的作用，因此要增加摄入量。

富含钙的食物有：海带、紫菜、海米、青菜、西蓝花、黑芝麻、豆腐、豆腐干、豆浆、脱脂牛奶、无糖酸奶、奶酪等。

辅酶 Q10 抗血管氧化

辅酶 Q10 是一种有效的抗氧化剂，如果身体缺少辅酶 Q10 会导致心力衰竭。研究表明，给脑血管疾病患者补充辅酶 Q10 后，脑血管症状会得到很大改善。

富含辅酶 Q10 的食物有：牛肉、羊肉、沙丁鱼、大豆油、花生米、樱桃、西蓝花等。

糖尿病并发脑血管病变患者饮食建议

食物种类	宜吃食物
果蔬类	猕猴桃、樱桃、梨、洋葱、甜椒、空心菜、西蓝花、菠菜、圆白菜、芦笋、竹笋
谷豆类	荞麦、燕麦、大豆及豆制品
肉蛋奶类	猪瘦肉、乌鸡、蛋清、脱脂牛奶、瘦牛羊肉
水产类	带鱼、鲫鱼、鳕鱼、牡蛎
菌藻类	黑木耳、银耳、海带、紫菜
中药类	珍珠母、葛根、三七
其他类	玉米油、橄榄油、葵花子油、蒜、花生、大豆油

食谱推荐

珍珠母粥

【材料】珍珠母、生牡蛎各50克，荞麦60克。

【做法】将珍珠母、生牡蛎加水煮，去渣留汁，加入荞麦煮粥，供早餐食用。

【功效】珍珠母粥平肝潜阳，可预防脑血栓形成。

日常保健

1 降低血压和血脂。要有效地控制血压和血脂,因为血压不稳和血脂过高,是诱发糖尿病合并脑血管病变的重要原因。

2 保持愉悦,适当运动。保持心情愉悦,适当做一些有氧运动,对预防血管硬化和控制血糖有一定作用,运动要坚持,效果才会明显。运动后要适当饮水,可减轻血液的黏稠度,防止脑卒中。

3 控制饮食。饮食提倡"早吃好、中吃饱、晚吃少"的原则,每餐进食宜缓慢,七成饱即可。多吃蔬菜,少吃动物脂肪,提倡高蛋白饮食。

特效穴调养

合谷穴

快速找穴:一手拇指、食指展开,另一手拇指关节横纹放在其虎口缘上,屈指,拇指指尖处即是。

按摩方法:用拇指指腹用力按压合谷穴1~3分钟。

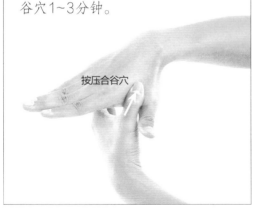

按压合谷穴

中冲穴

快速找穴:中指指尖端的中央即是。

按摩方法:用拇指、食指的指尖掐揉中冲穴20~30次。

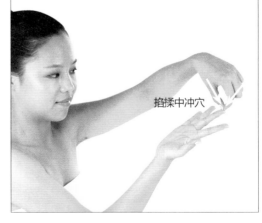

掐揉中冲穴

高脂血症并发冠心病
合理分配三餐

高脂血症患者血脂浓度过高，会导致心脏负担过大，进而并发冠心病。

因此，高脂血症并发冠心病患者要控制每日摄入的食物总量，适当减肥，把体重控制在适宜的范围。

三餐饮食的热量要合理分配，正常比例应该是3：4：3或是1：2：2。饮食要清淡，少吃油炸、烟熏、火烤的食物，以蒸、煮、炖、汆、拌为主。少吃高脂食物，多吃新鲜蔬菜和水果。

发病症状

高脂血症并发冠心病患者会出现失眠、头晕、心绞痛等症状，严重时会导致冠状动脉供血不足。

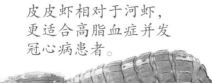

皮皮虾相对于河虾，更适合高脂血症并发冠心病患者。

饮食关键点

1 **合理分配三餐**。每日三餐都要营养均衡，荤素搭配，以素为主，以减轻心脏负担。遵循"早餐要吃好，午餐要吃饱，晚餐要吃少"的原则。晚餐在晚7点前结束，这样有利于睡前食物在胃里得到消化，而不会影响睡眠。

2 **控制每日食物总热量**。食物摄入过多，会致使体内热量过剩而导致肥胖。因此，要保证每日摄入的总热量不超过日常的热量需求。

3 **适量补充蛋白质**。高脂血症并发冠心病患者因为平时饮食不能吃太多脂肪，所以需要补充蛋白质以增加身体能量，最好能保证每日蛋白质的摄入量占食物总热量的15%~20%，尽量选择低脂的肉类、奶类、豆制品、鱼虾等。

4 **限制脂肪和胆固醇的摄入**。每日脂肪摄入量不能超过总热量的25%，胆固醇控制在300毫克以下。

番茄红素可抗氧化

番茄红素是很多植物和蔬菜中所包含的一种天然色素,具有很强的抗氧化作用,能清除自由基,延缓衰老,预防高脂血症、高血压、冠心病。

富含番茄红素的食物有:西红柿、胡萝卜、紫甘蓝等蔬菜和李子、西瓜、木瓜、橘子、柚子、芒果、葡萄等水果。

芦丁可保护微血管

芦丁具有保护微血管、增加血管壁弹性的作用,保持血液通畅;同时,芦丁还能稳定血压,有助于减轻冠心病的危害。

富含芦丁的食物有:红枣、杏子、西红柿、橙子等。

补钾排钠

如果体内钠含量超标,会出现水肿、血压升高等症状,钾具有排泄多余钠的功能,进而调节血脂和血压。

富含钾的食物有:土豆、菠菜、绿豆、大豆、猕猴桃、香蕉等。

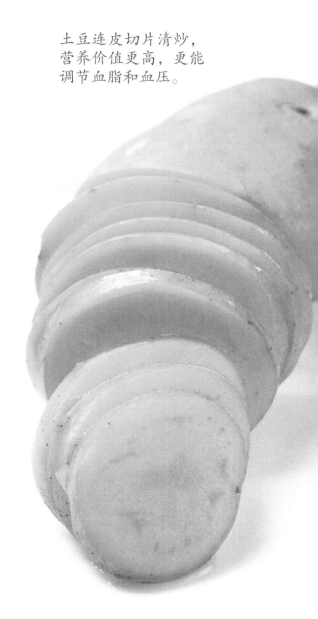

土豆连皮切片清炒,营养价值更高,更能调节血脂和血压。

高脂血症并发冠心病患者饮食建议

食物种类	宜吃食物
果蔬类	山楂、木瓜、苹果、猕猴桃、芹菜、绿豆芽、豌豆苗、黄瓜、花菜、莴笋、洋葱、西红柿
谷豆类	燕麦、红豆、黑米、莜麦、大豆、芝麻、坚果
肉蛋奶类	鸽肉、猪瘦肉、蛋清、脱脂牛奶、兔肉、鸭肉
水产类	金枪鱼、鳕鱼、干贝、海参
菌藻类	黑木耳、银耳、香菇、紫菜、鸡腿菇、海带
中药、饮品类	枸杞子、葛根、淡绿茶、荷叶茶
其他类	植物油、蒜

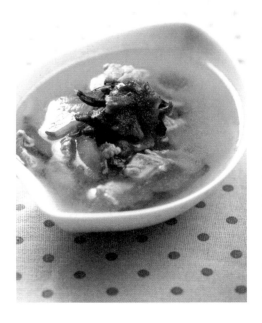

食谱推荐

黄瓜肉片汤

【材料】黄瓜100克，猪瘦肉50克，茶树菇10克。

【调料】盐、芝麻油、料酒、淀粉各适量。

【做法】①猪瘦肉洗净，切薄片，放入碗中，加料酒、淀粉拌匀；黄瓜洗净切成片；茶树菇洗净，泡发后切段。②锅内加水，烧沸后加入猪瘦肉片、茶树菇段，煮熟后放入黄瓜片，最后加入适量盐、芝麻油即可。

【功效】黄瓜有助于降血脂，对高脂血症患者来说，黄瓜是很好的食物。猪瘦肉可以补充蛋白质，茶树菇味道鲜美，还有助于增强免疫力。

日常保健

1 配合治疗，稳定血脂和血压。应对高脂血症并发冠心病的控制办法是积极配合治疗高脂血症，稳定血压。

2 适量补充蛋白质。高脂血症并发冠心病患者在选择食物时，无论蛋白质供应数量多少，均应适当减少动物性蛋白质的供给，多选用植物蛋白，尤其是大豆蛋白。

3 少吃盐和味精。心脏病患者要减少盐和味精的摄入，以免增加心脏负担。

特效穴调养

神门穴

快速找穴：一手微握掌，另一手四指握住手腕，屈拇指，指甲尖所到凹陷处即是。

按摩方法：用拇指指尖垂直掐按神门穴，每次1~3分钟。

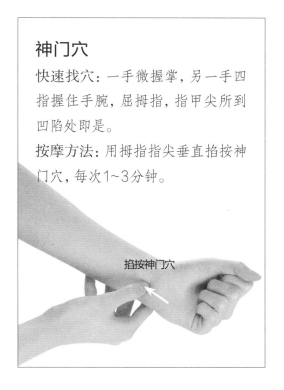

掐按神门穴

照海穴

快速找穴：坐位垂足，由内踝尖垂直向下推，至下缘凹陷处，按压有酸痛感即是。

按摩方法：用拇指指腹轻轻向下按揉照海穴，每次1~3分钟。

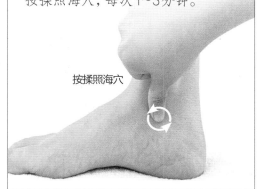

按揉照海穴

高脂血症并发糖尿病
控制总热量和体重

高脂血症所致的糖类代谢异常，对动脉硬化的发生及发展有重要影响。

高脂血症并发糖尿病的危险性甚至超过高血压、胰岛素抵抗、腹型肥胖等。日常调养除了要适量运动外，还要进行食疗，控制脂肪和蛋白质的摄取。饮食要清淡，多吃新鲜蔬菜和粗粮，能起到辅助治疗的作用。

宜选购表皮包裹紧密的洋葱，控糖效果更好。

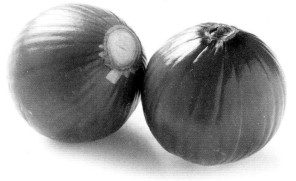

发病症状

轻度高脂血症通常没有任何不舒服的感觉；较重的会出现头晕目眩、头痛、胸闷、气短、心慌、胸痛、乏力、口角歪斜、不能说话、肢体麻木等症状，最终会导致冠心病、脑卒中等严重疾病，并出现相应症状。

饮食关键点

1 **服控糖药和注射胰岛素。** 根据患者情况，选择合适的用药方式，血脂异常可得到缓解。

2 **适量运动。** 运动宜采取循序渐进的方式，不应操之过急，可选择有氧运动，如散步、快走、打太极拳等。

3 **合理进食。** 膳食的控制及合理调配是最重要的防治措施之一，通过限制膳食中胆固醇、动物性脂肪的摄入，增加膳食纤维摄入量，适当食用一些具有降血脂作用的食物，如山楂、洋葱和魔芋等，可起到辅助治疗作用。

补铬稳定血糖

铬是葡萄糖耐量因子很重要的一部分，主要负责调节体内的糖代谢，同时维持正常的葡萄糖耐量，从而稳定血糖。此外，铬还能抑制胆固醇生物合成，从而降低血清总胆固醇和甘油三酯的含量。

富含铬的食物有：未加工的谷物、豆类、乳酪、坚果类食物等。

补充膳食纤维

膳食纤维具有减缓葡萄糖的吸收，缓解血糖过快上升的功效。膳食纤维还能够调节脂类和糖类代谢，从而降低体内胆固醇的水平。

富含膳食纤维的食物有：海带、紫菜、燕麦、糙米、薏苡仁、大豆、蔬菜类、水果类等食物。

补ω-3脂肪酸调血脂

ω-3脂肪酸是人体必需的营养元素，可以减少胆固醇和甘油三酯的生成，有助于减少高脂血症发生的风险。

富含ω-3脂肪酸的食物有：深海鱼，如金枪鱼，或牡蛎、平鱼等。

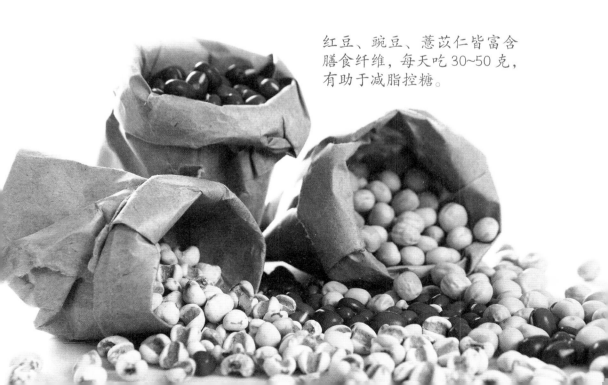

红豆、豌豆、薏苡仁皆富含膳食纤维，每天吃30~50克，有助于减脂控糖。

高脂血症并发糖尿病患者饮食建议

食物种类	宜吃食物
果蔬类	木瓜、苹果、猕猴桃、芹菜、甜椒、黄瓜、南瓜、花菜、莴笋、魔芋、洋葱、马齿苋
谷豆类	燕麦、莜麦、红豆、大豆、玉米
肉蛋奶类	鸽肉、猪瘦肉、蛋清、脱脂牛奶、兔肉、鸭肉
水产类	带鱼、金枪鱼、沙丁鱼
菌藻类	黑木耳、银耳、香菇、草菇、鸡腿菇、海带
中药、饮品类	枸杞子、葛根、淡绿茶、荷叶茶、桑叶菜
其他类	植物油、蒜

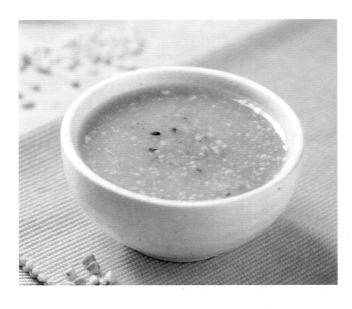

食谱推荐

葛根荞麦糊

【材料】葛根100克，荞麦50克，黑芝麻10克。

【做法】将葛根、荞麦分别磨成粉，与黑芝麻一起煮成稀粥，供早、晚餐食用。

【功效】此粥健脾减脂，适合湿浊内蕴、脾胃失调的高脂血症并发糖尿病患者。

日常保健

1 **保持乐观情绪。**当高脂血症患者情绪激动时，不利于控制病情，患者家人也应该多与患者交流，平复患者情绪。

2 **适当减肥。**减肥要循序渐进，可参加快走、散步、游泳、八段锦、打太极拳及五禽戏等平缓的运动，将体重逐渐降至理想水平。

特效穴调养

曲池穴

快速找穴：屈肘成105°，先找到肘横纹终点，再找到肱骨外上踝，两者连线中点即是。

按摩方法：用拇指指腹垂直按压曲池穴，每次1~3分钟。

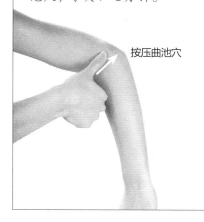

按压曲池穴

血海穴

快速找穴：屈膝成90°，手掌置于膝盖上，拇指与其他四指成45°，拇指指尖处即是。

按摩方法：用拇指指尖按揉血海穴，每次1~3分钟。

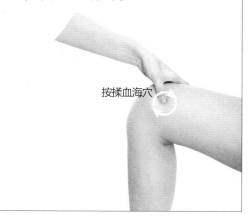

按揉血海穴

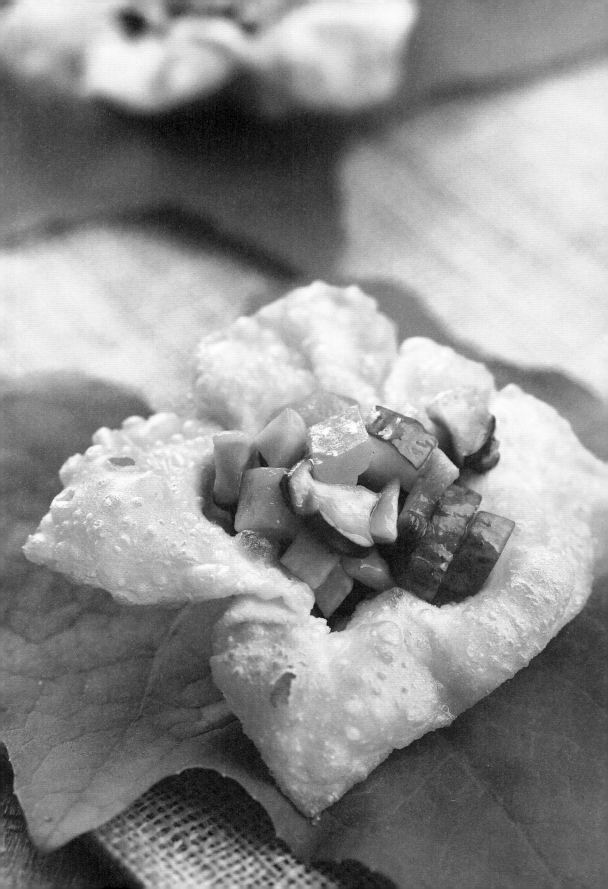

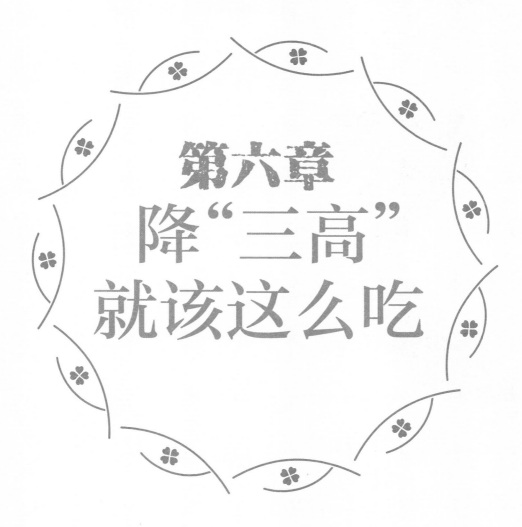

第六章
降"三高"
就该这么吃

苦瓜

天然的植物胰岛素

热量(100克)	每日推荐适量
22 千卡	**80** 克

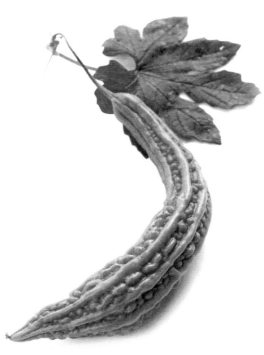

关键营养

（每100克）

维生素C	★★★
蛋白质	★
碳水化合物	★
膳食纤维	★
胡萝卜素	★
钾	★★★

✿降压 维生素C和矿物质钾，可稳定血压。 苦瓜富含维生素C，可保持血管弹性，防止动脉硬化，保护心脏。苦瓜中的钾元素可以保护心肌细胞，降低血压。

✿控糖 苦瓜苷能刺激胰岛素释放，具有控糖功效。 ①苦瓜含有的苦瓜苷，可刺激胰岛素释放，有明显的稳定血糖的作用。②苦瓜中的蛋白质能促进糖代谢，维持血糖的稳定。

✿减脂 苦瓜提取物具有预防肥胖症和高脂血症的功效。 苦瓜提取物是苦瓜的苦味来源，它能使肠道细胞孔网发生改变，阻止脂肪、多糖等大分子进入，从而阻断胆固醇的来源，起到预防肥胖和高脂血症的作用。苦瓜提取物能促进体内的脂肪平衡，是血脂异常患者用来预防血管硬化、脑卒中等疾病的较好选择。

✿ 这么吃降"三高"

苦瓜洗净榨汁饮用，有助于稳定血糖和降血脂。榨汁后剩下的苦瓜渣也吃掉，有助于促进肠道蠕动和分解肠道内的脂肪。

❀ 营养搭配

✓	苦瓜+鸡蛋	能保护血管、骨骼及牙齿,使矿物质吸收得更好,有健脾开胃的功效。
✓	苦瓜+绿茶	控糖、减脂,促进维生素C的吸收。

经典
调养食谱

1 苦瓜茶 ✓糖尿病 ✓高脂血症

苦瓜半根,洗净,去瓤,切成薄片,与适量绿茶一起放入杯中,用热水冲泡即可。绿茶具有良好的抗氧化和镇静作用,其中的黄酮类物质更能增强维生素C的抗氧化功效。与苦瓜泡饮,有控糖、减脂的作用。

2 炒苦瓜 ✓高血压 ✓糖尿病 ✓高脂血症

苦瓜1根,洗净,去瓤,切成薄片;鸡蛋1个,打散。油锅烧热,将鸡蛋倒入锅中,快速翻炒后盛出。再次烧热油锅,加入苦瓜片翻炒熟,加入适量盐,倒入鸡蛋,翻炒均匀即可出锅。苦瓜含有控糖物质,鸡蛋富含蛋白质,二者搭配,能保护血管、骨骼及牙齿,使矿物质吸收得更好,有健胃的功效。

3 苦瓜山药枸杞子汤 ✓糖尿病 ✓高脂血症

山药20克,去皮,洗净,切片;苦瓜半根,去瓤,洗净,切片;猪瘦肉50克,洗净,切片。油锅烧热,用葱花、姜末爆锅,放入猪瘦肉片翻炒,加水,再放入山药片、枸杞子、苦瓜片煮熟,加盐调味即可。此汤有助于减肥、控糖,还可改善缺铁性贫血,常饮此汤还能健脾补肾。

黄瓜

保护心血管,
降压降脂

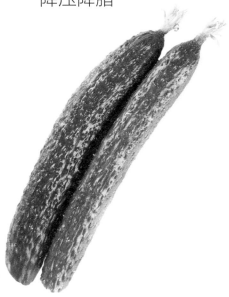

热量(100克)	每日推荐适量
16 千卡	**1** 根

❀降压 **富含维生素,可保护心血管,有助于降低血压。** 黄瓜含有丰富的维生素,有助于抗氧化和减肥,而且还能降低胆固醇含量,促进血液循环,有保护心血管、降压的作用。

❀控糖 **抑制肠道对糖的吸收。** ①经常食用黄瓜,有助于控制血糖和保护血管。②黄瓜所含的果胶可有效抑制肠道对糖的吸收,帮助糖尿病患者稳定血糖水平。

❀减脂 **降低血液中胆固醇含量。** ①黄瓜中含有的丙醇二酸,有抑制糖类转化为脂肪的作用。②黄瓜含丰富的膳食纤维,有降低胆固醇的作用。③黄瓜中的维生素C,可有效降低血液中脂肪和胆固醇含量,从而维持人体血脂平衡。

❀ 这么吃降"三高"

黄瓜可直接生食,也可以放适量蒜蓉和醋凉拌,有助于降压、减脂,也可以与其他菜搭配炒食。

关键营养

(每100克)

维生素C	★ ★
碳水化合物	★
膳食纤维	★
胡萝卜素	★
钾	★ ★

❀ 营养搭配

✓	黄瓜＋黑木耳	有减肥、滋补、活血、降压功效。
✓	黄瓜＋豆腐	可清热利尿、解毒消炎、养肺生津。
✓	黄瓜＋鸡蛋	健脑安神，有助于提高人体免疫力。

经典
调养食谱

1 凉拌黄瓜 ✓高血压 ✓高脂血症 ✓糖尿病

黄瓜1根，洗净，拍碎；蒜洗净，切成末。将蒜末放入黄瓜中，调入适量盐、白醋，搅拌均匀即可。醋可降低胆固醇，高血压、高脂血症人群可常食凉拌黄瓜。

2 黑木耳炒黄瓜 ✓高血压 ✓糖尿病 ✓高脂血症

水发黑木耳20克，洗净，撕成小朵；黄瓜1根，洗净，切片。油锅烧热，放入黑木耳、黄瓜片翻炒，调入盐和蒜蓉，炒熟即可。黄瓜有减肥的功效，适合高脂血症患者，肥胖的高血压、糖尿病患者食用。黑木耳有滋补强身的作用，二者同食，可以平衡营养。

3 黄瓜苹果玉米汤 ✓高血压 ✓高脂血症

黄瓜、苹果各50克，洗净，切丁；玉米粒50克，洗净。锅内放清水，放入玉米粒、苹果丁，大火煮开后，放入黄瓜丁，煮至玉米粒熟即可。黄瓜、苹果、玉米都属于低脂低碳水化合物食物，三者搭配非常适合高脂血症人群。

芹菜

润肠通便抗氧化

热量(100克)	每日推荐适量
13 千卡	**50** 克

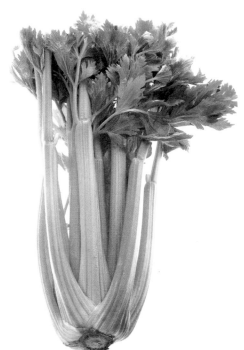

关键营养

（每100克）

维生素C	★★
碳水化合物	★
膳食纤维	★★★
钙	★★
钾	★★★

❀**降压** **富含钾、钙、磷，有利于防治高血压。**芹菜富含钾、钙、磷和芹菜素，有助于钠的代谢，调节血压，保护血管，防治高血压。

❀**控糖** **富含黄酮类物质，可稳定血糖水平。**芹菜富含黄酮类物质、膳食纤维等，能阻碍消化道对糖的吸收，改善微循环，促进糖在组织中的转化，从而有助于血糖稳定。

❀**减脂** **富含膳食纤维，降低胆固醇。**①芹菜含有丰富的膳食纤维，能增强胃肠蠕动，有很好的通便作用，有助于排出肠道中多余的脂肪，降低胆固醇。②富含维生素C，可抗氧化，促进代谢，降低血液中的胆固醇。

❀ 这么吃降"三高"

"三高"人群最好选择新鲜的芹菜，凉拌食用，才能发挥较好的降压、控糖、减脂效果。

✿ 营养搭配

✓	芹菜＋花生	稳定血压、血脂、血糖。
✓	芹菜＋牛肉	富含膳食纤维，补充优质蛋白质，滋补强身。
✓	芹菜＋橄榄油	降血脂，润肠通便，具有一定防癌抗癌效果。

经典
调养食谱

1 芹菜汁 ✓高血压 ✓高脂血症

芹菜100克，洗净，切段，放入榨汁机榨汁，然后调入蜂蜜。芹菜有明显降压作用，还可使血管扩张，特别适合原发性高血压、妊娠高血压及更年期高血压人群食用。选择新鲜度高的芹菜，能更好地发挥降压、减脂功效。

2 凉拌芹菜 ✓高血压 ✓糖尿病 ✓高脂血症

芹菜300克，洗净，切段；熟花生米50克。芹菜焯烫，沥干水分，与熟花生米一起装盘，倒入盐、芝麻油、蒜蓉拌匀即可。芹菜与花生米一起吃，有助于降血压、血脂、血糖，是高血压、高脂血症、糖尿病患者的理想食品。

3 芹菜粥 ✓高血压 ✓高脂血症

芹菜120克，洗净，切碎；粳米50克，洗净，加水煮沸，加入芹菜碎，熬煮成粥即可。芹菜有明显的降压作用，芹菜的提取物则有降低血脂的作用。芹菜粥有助于稳定情绪，降压、减脂。

冬瓜

减轻肾脏负担

热量(100克)	每日推荐适量
10 千卡	**60** 克

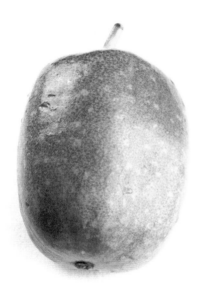

关键营养

（每100克）

维生素C	★★
碳水化合物	★
膳食纤维	★★
钾	★★★

❀**降压** **富含维生素C，高钾低钠，可减轻高血压患者水肿症状。** 冬瓜所含维生素C较多，且钾盐含量高，高血压患者食用，有助于消除水肿。

❀**控糖** **含有膳食纤维，可延缓血糖升高速度。** 冬瓜富含膳食纤维，可延缓血糖升高的速度，抑制餐后血糖快速升高。

❀**减脂** **冬瓜中的膳食纤维可刺激胃肠蠕动。** 冬瓜本身脂肪含量极低，热量不高，对于预防人体发胖、降低脂肪含量具有重要意义。而且冬瓜中含有的膳食纤维可促进人体新陈代谢，抑制糖类转化为脂肪，有减脂功效。

❀ 这么吃降"三高"

冬瓜可煲汤，也可清炒。将黄连和冬瓜以1∶3的比例煎煮成汁，适合糖尿病患者代茶饮用。冬瓜与海带同煮，还有清热利水、祛脂降压的作用。

❀ 营养搭配

✓	冬瓜+鸡肉	清热利尿、消肿瘦身。
✓	冬瓜+猪瘦肉	有助于补虚损,可滋阴补阳。
✓	冬瓜+冬菇	适用于糖尿病并发肥胖症患者食用。
✓	冬瓜+鲫鱼	有利水作用,可用于改善水肿症状。

经典
调养食谱

1 冬瓜青菜汤 ✓高血压 ✓糖尿病 ✓高脂血症

青菜200克,洗净,切段;冬瓜100克,去皮、瓤,切块。锅中放水,放入冬瓜、青菜,大火煮开后,加盐调味即可。冬瓜与青菜搭配,不仅可提供丰富营养,还可清热解毒、减脂润燥,可帮助肥胖的高血压、糖尿病、高脂血症患者减肥。

2 炒二冬 ✓高血压 ✓糖尿病 ✓高脂血症

冬瓜200克,洗净去皮、瓤,切块;冬菇100克,切片,放入沸水中焯一下。油锅烧热,放葱丝、姜丝煸香,随即下冬瓜、冬菇、盐、黄酒、鸡汤翻炒即成。冬菇有助于降压减脂,搭配冬瓜减肥瘦身效果更好,是高脂血症患者、较肥胖的糖尿病患者和高血压患者的理想食品。

3 扒冬瓜条 ✓高血压 ✓糖尿病 ✓高脂血症

冬瓜300克,去皮、瓤,洗净,切成长条,放入沸水中焯透,捞出后,过凉水,沥干。油锅烧热,放葱花煸香,加适量水、盐后,放入冬瓜条,烧开后起锅装盘,淋上芝麻油即成。这道菜口味清淡,补虚消肿、减肥健体,非常适合肥胖的"三高"人群食用。

西红柿

降低脑卒中发病率

热量(100克)	每日推荐适量
15 千卡	**1~2** 个

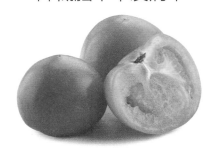

关键营养（每100克）

维生素C	★★
膳食纤维	★
番茄红素	★★★
维生素P	★★
维生素B$_6$	★★
铬	★★
钾	★★

✿降压　**可保护心脑血管，具有预防高血压的功效。**①西红柿含丰富的维生素C，有强抗氧化作用，可保护心脑血管，并预防坏血病。②西红柿中所含维生素P，可清血管，降低血压。③西红柿含丰富的维生素B$_6$和叶酸，可以对抗同型半胱氨酸对血管的伤害，有效降低脑卒中发生率。④西红柿所含的烟酸，可平衡胃液分泌，保证红细胞生成，继而保护血管弹性，对预防高血压、动脉硬化等疾病有重要意义。

✿控糖　**促进胰岛素分泌，有效缓解"三多一少"症状。**① 富含铬，可促进胰岛素发挥作用，有效控制血糖。②西红柿具有生津解渴、清热解毒的功效，对糖尿病的"三多一少"症状有一定的缓解作用。

✿减脂　**阻止胆固醇的合成。**①西红柿中的番茄红素，既可阻止胆固醇的合成，又是很好的抗氧化剂，可预防坏的胆固醇氧化后附着在血管壁上。②西红柿中的苹果酸和柠檬酸，则有助于胃液对脂肪等物质的消化。

✿ 这么吃降"三高"

生食西红柿，可极大地保留其中的维生素，降压、控糖效果更佳。西红柿烹制熟后，其中的番茄红素更易被人体吸收，是血脂异常者的首选。

❀ 营养搭配

✓	西红柿 + 黄瓜	降压减脂，保护血管抗氧化。
✓	西红柿 + 鸡蛋	均衡营养，促进蛋白质吸收。
✓	西红柿 + 芹菜	补充膳食纤维，健脾开胃。

经典
调养食谱

1 拌西红柿黄瓜 ✓高血压 ✓高脂血症

西红柿1个，洗净，切块；黄瓜半根，洗净，去皮，切片。西红柿、黄瓜放一起，加少量糖拌匀即可。黄瓜拌西红柿属于生食，基本上保留了西红柿与黄瓜中的维生素，可降压减脂，适合食欲不振者。

2 西红柿苹果汁 ✓高血压 ✓糖尿病 ✓高脂血症

西红柿半个，洗净，切块；苹果半个，洗净，切块。苹果与西红柿一同榨汁，加入凉开水即可。二者皆有降 "三高" 功效，共同榨汁饮用，还能调理肠胃，增进体力。

3 西红柿芹菜汁 ✓高血压 ✓糖尿病 ✓高脂血症

西红柿半个，洗净，切块；芹菜100克，洗净，切段。芹菜与西红柿一同榨汁，加入凉开水即可。西红柿热量低，与芹菜搭配榨汁，可补充膳食纤维。

胡萝卜

预防血管病变

热量(100克)	每日推荐适量
32 千卡	**70** 克

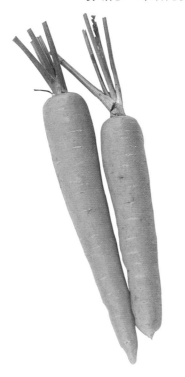

关键营养

（每100克）

胡萝卜素	★★★
碳水化合物	★★
膳食纤维	★★
钾	★★

❖**降压** **促进肾上腺素合成，调节血压。**胡萝卜所含有的营养素能增加冠状动脉血流量，促进肾上腺素的合成，调节血压。

❖**控糖** **预防视网膜病变。**①胡萝卜中的膳食纤维能抑制餐后血糖迅速上升，还具有促进消化的作用。②胡萝卜素在人体内转化为维生素A，可保护视力，预防糖尿病并发视网膜病变。

❖**减脂** **抑制低密度脂蛋白氧化，有助于减脂。**胡萝卜中大量的胡萝卜素，也有一定的抗氧化作用。它还可修护血管内皮组织，避免斑块及血管病变的产生，血管畅通更健康。

❖ 这么吃降"三高"

胡萝卜可生食，也可以炒食。虽然生食更新鲜，但由于胡萝卜中所含的维生素为脂溶性维生素，生食不利于吸收。炒食或煮、炖，经过加热，添加油脂等操作，反而更利于维生素A原①的吸收。

注①：有些类胡萝卜素在体内可转变为维生素A，故称为维生素A原。

❀ 营养搭配

✓	胡萝卜＋菠菜	减脂瘦身，有效预防胆固醇沉积。
✓	胡萝卜＋玉米	调节新陈代谢，增强抵抗力。
✓	胡萝卜＋荞麦	对糖尿病并发高血压有一定的功效。

经典
调养食谱

1 玉米胡萝卜荞麦粥 ✓高血压 ✓糖尿病

胡萝卜50克，洗净，切丁；玉米粒30克、荞麦50克，分别淘洗干净。
三者同煮成粥即可。胡萝卜与玉米、荞麦同食，可调节新陈代谢，有助于降压、
控糖、减脂，尤其适合糖尿病并发高血压患者食用。

2 胡萝卜苹果圆白菜汁 ✓高血压 ✓糖尿病 ✓高脂血症

胡萝卜100克，洗净，切丁；苹果50克，洗净，切块；圆白菜50克，洗净，
切碎。将所有食材放入榨汁机榨汁。胡萝卜与苹果、圆白菜都是高膳食纤维、
低脂肪、低热量的食物，三者榨汁，"三高"人群可常饮。

3 胡萝卜炒菠菜 ✓高血压 ✓糖尿病 ✓高脂血症

胡萝卜100克，洗净，切丁；菠菜200克，洗净，切段。油锅烧热，放葱
花爆香，放入胡萝卜、菠菜炒熟，加适量盐即可。二者搭配食用，可有效预
防胆固醇沉淀，适合"三高"人群食用。

空心菜

热量(100克)	每日推荐适量
20 千卡	**100** 克

稳定血压，促进肠道蠕动

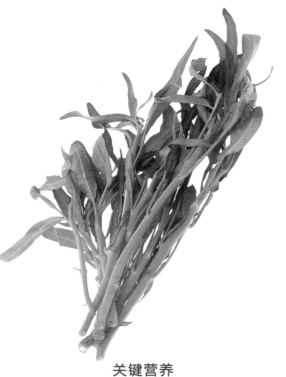

关键营养

（每100克）

胡萝卜素	★★
碳水化合物	★
膳食纤维	★★★
钾	★★★
硒	★

❈降压 **钾、膳食纤维、果胶和木质素含量丰富。**①空心菜中含有大量的钾元素，能有效参与糖和蛋白质等代谢，对于稳定血压具有重要作用。②空心菜中膳食纤维、果胶、木质素含量丰富，可促进肠道蠕动，对降血压非常有益。

❈控糖 **有助于控制血糖水平。**空心菜含有硒和植物胰岛素物质，有助于糖尿病患者控制血糖水平。

❈减脂 **有助于降低胆固醇，预防便秘。**空心菜富含的维生素，有助于降低胆固醇，促进血液循环。同时，空心菜中膳食纤维含量较丰富，可调节肠道功能，防止便秘，有益于减脂。

❈ 这么吃降"三高"

空心菜宜炒食或焯后凉拌。炒食或凉拌空心菜时，加点蒜，能更好地发挥其减脂、控糖、预防动脉硬化的作用，而且多食蒜还有预防血栓形成的功效。

✿ 营养搭配

- ☑ 　空心菜＋猪瘦肉　　促进营养均衡。
- ☑ 　空心菜＋鸡蛋　　可降低癌症发生率。
- ☑ 　空心菜＋甜椒　　降压、解毒、消肿。

经典
调养食谱

1 凉拌空心菜 ☑高血压 ☑糖尿病 ☑高脂血症

空心菜300克,择洗干净,切段;蒜3瓣,切成末。空心菜焯烫3~5分钟,捞出,沥干。加盐、蒜蓉搅拌均匀即可。凉拌空心菜较好地保留了蔬菜的营养,"三高"人群可以常食。

2 空心菜炒肉 ☑高血压 ☑糖尿病 ☑高脂血症

空心菜200克,择洗干净,切段;猪瘦肉50克,洗净,切成小片或丝。油锅烧热,放猪瘦肉翻炒至变色,下空心菜。待空心菜变软时,调入盐、蒜蓉,翻炒至空心菜熟即可。空心菜中含有膳食纤维,与富含蛋白质的肉类搭配,营养更均衡,更符合人体需求。

3 空心菜炒三菇 ☑高血压 ☑糖尿病 ☑高脂血症

空心菜150克,择洗干净,切段;金针菇、草菇、香菇各50克,分别去蒂,洗净,金针菇切段,草菇、香菇切片。油锅烧热,放三菇、姜丝煸炒,下空心菜翻炒,调入盐即可。金针菇、草菇、香菇与空心菜同食,有止渴生津的功效,适合"三高"人群食用。

香菇

预防血管硬化

热量(100克)	每日推荐适量
26 千卡	**4~8** 朵

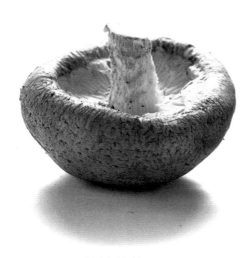

关键营养

（每100克）

维生素C	★
碳水化合物	★★
膳食纤维	★★
硒	★★
钾	★

❀**降压** **预防血管硬化。**①香菇中含有丰富的香菇多糖，有助于降低血压，又可预防动脉硬化。②香菇中含有一种香菇嘌呤的物质，可预防血管硬化，有一定的降血压功效。

❀**控糖** **增强免疫力，防治并发症。**①香菇中含有微量元素硒，有助于调节糖代谢。②香菇多糖具有增强免疫力的作用，有助于防治糖尿病并发症。

❀**减脂** **减少肠道对胆固醇的吸收。**①香菇中含有的胆碱、酪氨酸、氧化酶以及某些核酸物质，有助于降胆固醇、降血脂。②香菇中含有的膳食纤维有助于减少肠道对胆固醇的吸收。

❀ 这么吃降"三高"

香菇可煲汤，也可用来炒食，煲汤更适合糖尿病和高血压人群，而炒食时膳食纤维利用率高，更适合高脂血症患者食用。但就营养成分来说，无论是煲汤，还是炒食，都适合"三高"人群。

🍀 营养搭配

✅	香菇 + 豆腐	帮助降低胆固醇,降血压。
✅	香菇 + 莴笋	可利尿通便、减脂降压,特别适合高血压、高脂血症、糖尿病患者食用。
✅	香菇 + 芹菜	缓解肝阳上亢导致的头痛、眩晕等症状。

经典
调养食谱

1 香菇汤 ✅糖尿病 ✅高血压 ✅高脂血症

香菇100克,去蒂,洗净,切成片;黄瓜100克,洗净,切丝;豌豆苗50克,洗净,切段。油锅烧热,放香菇、黄瓜翻炒片刻,加水,放豌豆苗,调入盐,煮至香菇熟,撒入葱花即可。早晨空腹适量饮用此汤,有助于减肥,适宜"三高"人群。

2 香菇豆腐 ✅高血压 ✅糖尿病 ✅高脂血症

豆腐100克,切块,中心挖空;香菇200克、香菜适量,一同洗净,切碎,调入芝麻油、盐、五香粉拌匀,做成馅料。将馅料填入豆腐中心,入蒸锅蒸熟即可。香菇富含膳食纤维,而豆腐中含有丰富的蛋白质,两者搭配,营养更均衡,还有助于降低胆固醇,适合"三高"人群食用。

3 香菇炒芹菜 ✅高血压 ✅糖尿病 ✅高脂血症

香菇150克,去蒂,洗净,切片;芹菜200克,洗净,切段。将香菇、芹菜焯透,捞出,沥干。油锅烧热,放姜丝爆锅,下香菇、芹菜翻炒,调入盐,翻炒至熟即可。这道菜是"三高"患者理想的保健膳食。

黑木耳

排毒清肠

热量(100克)	每日推荐适量
27 千卡	**4~8** 朵

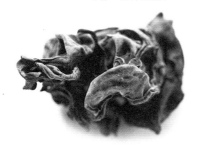

关键营养（每100克）

胡萝卜素	★
碳水化合物	★★
膳食纤维	★★★
维生素E	★★
钾	★★

❀**降压**　**降低血液黏稠度。**黑木耳所含营养物质可降低血浆纤维蛋白原含量，从而降低血液黏稠度，预防高血压和高脂血症。

❀**控糖**　**减少血糖波动。**①黑木耳中含有甘露聚糖、木糖和膳食纤维，具有减少血糖波动，调节胰岛素分泌的作用。②黑木耳中丰富的膳食纤维具有延缓碳水化合物吸收的作用，可在一定程度上调节血糖。

❀**减脂**　**预防血栓形成，促进血脂排出。**①能有效减少血液中的胆固醇在血管壁上沉积和凝结，预防血栓形成。②黑木耳中丰富的营养物质，可促进血脂与有害物质排出，这对高血压、高脂血症、肥胖等有良好的缓解作用。黑木耳可以降低血液中的胆固醇和甘油三酯水平，对冠心病、动脉硬化患者颇有益处。

❀ 这么吃降"三高"

黑木耳可炒食，也可焯熟后用来凉拌。由于焯烫过程中，黑木耳营养流失较少，因此更适合"三高"人群食用。脾胃虚弱、寒凉，以及有腹泻症状的人不宜吃凉拌黑木耳，即使经过炒、涮等烹制方法，也不宜一次吃太多。

🍀 营养搭配

✅	黑木耳＋豆腐	预防血糖迅速升高。
✅	黑木耳＋鲫鱼	温中补虚、利尿润肠、抗衰老。
✅	黑木耳＋红枣	补血、降压、减脂。

经典
调养食谱

1 凉拌黑木耳 ✅高血压 ✅糖尿病 ✅高脂血症

水发黑木耳50克，去蒂，洗净，撕成小朵后，放入沸水中煮3~5分钟，捞出，沥干；青椒10克，洗净切丝。黑木耳、青椒加盐、芝麻油拌匀，撒上香菜即可。黑木耳有助于降血压、降血脂、降低胆固醇，非常适合 "三高" 人群食用。

2 黑木耳红枣汤 ✅高血压 ✅高脂血症

水发黑木耳20克，去蒂，洗净，撕成小朵；红枣3~5颗，洗净。黑木耳、红枣、陈皮同入锅中，大火烧开后，改小火煮15~20分钟即可。红枣能降低血清胆固醇，所含芦丁对高血压也有防治作用；黑木耳更是降压祛脂的良品。二者同食，补血、降压、祛脂效果更佳。

3 黑木耳豆腐汤 ✅高血压 ✅糖尿病 ✅高脂血症

水发黑木耳20克，去蒂，洗净，撕成小朵；豆腐切成块。将豆腐与黑木耳加水，放盐一起炖10分钟即可。黑木耳及豆腐均为低脂、低糖的健康食品，炖汤吃可降低胆固醇，预防血糖迅速升高，适合 "三高" 人群食用。

茄子

低脂低热量

热量(100克)	每日推荐适量
23 千卡	**85** 克

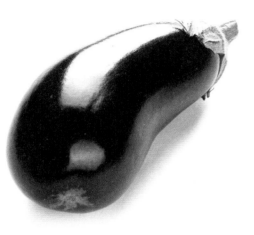

关键营养

（每100克）

维生素E	★★
钾	★★★
维生素C	★★
维生素P	★★★
碳水化合物	★★
膳食纤维	★★

♣降压 **维持体内钠、钾平衡。**①茄子中含大量钾和矿物质，有助于维持体内钠、钾的平衡，可预防高血压。②茄子还含有丰富的烟酸，可促进体内代谢平衡。

♣控糖 **可预防糖尿病眼底病变，改善胰岛素敏感度。**①茄子中含有的维生素C与B族维生素，能辅助稳定血糖。②茄子中含有大量的维生素P，可保持毛细血管壁正常透析性，预防糖尿病引起的视网膜出血的情况。③茄子皮中还含有大量的黄酮类物质，有助于改善胰岛素敏感性。

♣减脂 **降低胆固醇，预防血管硬化。**①茄子中所含的皂苷具有降低胆固醇的功效。②所含维生素E，有抗氧化作用，有助于降低血液中低密度脂蛋白胆固醇浓度，预防血管硬化。

♣ 这么吃降"三高"

茄子可凉拌，也可炒食、炖食。茄子中所含的维生素E、维生素P都耐热，通常在烹饪的过程中不会有太多营养成分流失。但是由于炒食、炖食时往往会加入油脂，所以相比之下，凉拌或清蒸茄子的热量和脂肪含量更低，更适合"三高"人群食用。

✿ 营养搭配

✅	茄子 + 苦瓜	富含膳食纤维，促进代谢。
✅	茄子 + 西红柿	富含维生素，热量较低。

经典
调养食谱

1 凉拌茄子 ✅高血压 ✅糖尿病 ✅高脂血症

茄子200克，洗净，切条，入锅蒸15~20分钟，取出晾凉。调入蒜蓉、盐，拌匀即可。凉拌茄子基本上保留了茄子的营养，并且无油脂，可作为"三高"人群的常备菜。

2 茄子炒苦瓜 ✅高血压 ✅糖尿病 ✅高脂血症

茄子200克，洗净，去皮，切块；苦瓜100克，洗净，切片。油锅烧热，爆香蒜粒，倒入茄子翻炒至半透明状。再倒入苦瓜翻炒至软，放入青、红椒，调入盐翻炒。放约两匙清水，调入生抽、蚝油，炒匀即可。此菜脂肪含量低，膳食纤维含量高，适合"三高"人群食用。

3 西红柿炒茄子 ✅高血压 ✅糖尿病 ✅高脂血症

茄子200克，洗净，去皮，切块；西红柿100克，洗净，切丁；蒜切末。油锅烧热，用蒜蓉爆香，加入茄子、西红柿煸炒，调入盐，翻炒至熟即可。二者搭配，热量少，营养丰富，适合"三高"人群食用。

青椒

降低心脑血管疾病风险

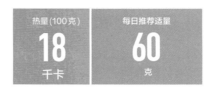

热量(100克)	每日推荐适量
18 千卡	**60** 克

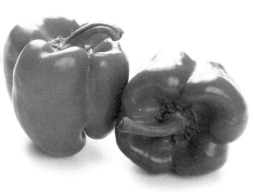

关键营养

（每100克）

胡萝卜素	★★
蛋白质	★
维生素E	★★
维生素C	★★★
硒	★★

❈降压　降低血液黏稠度。①青椒中的硒元素，可降低血液黏稠度，预防高血压、动脉硬化。②青椒含有胡萝卜素和大量的维生素C，有助于清除体内的自由基，降低心脑血管疾病的风险。

❈控糖　具有类似胰岛素的作用。青椒中所含的硒元素，有抗氧化、免疫调节及排毒的作用，同时可维持血糖水平。

❈减脂　促进脂肪的新陈代谢。①青椒特殊的气味来自辣椒素，而辣椒素可影响钾、钠、氯代谢，有助于降胆固醇。②青椒含有多种营养元素，同时热量、脂肪含量低，是非常好的减肥蔬菜。

❈ 这么吃降"三高"

青椒可生食、炒食。生食可完整保留青椒中的维生素C，而且不添加油脂，比较适合"三高"人群，但生食不适合脾胃虚弱的人。炒食时大火快炒，可最大限度减少维生素的流失。

❀ 营养搭配

✅	青椒＋玉米	利尿降压，减脂控糖。
✅	青椒＋茄子	维生素含量丰富。
✅	青椒＋鸡蛋	温补脾肾，辅助调节血糖。

经典
调养食谱

1 青椒玉米 ✅高血压 ✅糖尿病 ✅高脂血症

玉米粒150克，洗净沥干；青椒150克，去蒂、子，洗净，切丁。油锅烧热，下青椒炒蔫盛出。再倒适量油，下玉米粒翻炒至断生，放青椒，调入盐翻炒均匀即可。青椒有助于减脂控糖，玉米有助于利尿降压、降低血液黏稠度，二者搭配，是"三高"人群的理想食品。

2 青椒炒茄子 ✅高血压 ✅糖尿病

茄子200克，洗净，去皮，切块；青椒100克，洗净，切丁；姜、蒜切末。油锅烧热，用姜末、蒜末爆香，加入茄子、青椒煸炒，调入盐，翻炒至熟即可。二者搭配，可提升茄子中黄酮类物质的吸收率。

3 青椒炒蛋 ✅高血压 ✅糖尿病 ✅高脂血症

青椒100克，洗净，切丝；鸡蛋1个，打散。油锅烧热，将鸡蛋倒入锅中，快速翻炒后盛出。再次烧热油锅，倒入青椒，大火翻炒至断生。倒入鸡蛋，加盐、芝麻油炒匀即可。青椒可促进糖代谢，起到辅助调节血糖的作用。鸡蛋富含蛋白质，可以补充身体所需营养素，适合"三高"人群适量食用。

山药

保护血管，提高代谢率

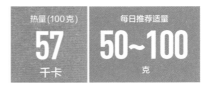

热量(100克)	每日推荐适量
57 千卡	**50~100** 克

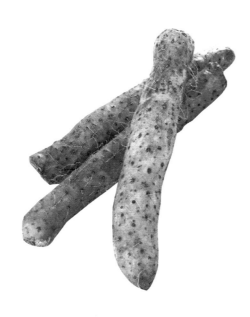

关键营养

（每100克）

蛋白质	★★
碳水化合物	★★★
膳食纤维	★★
钾	★★★

❀降压 **所含多巴胺可保护血管。**①山药是无脂肪蔬菜，富含膳食纤维，能润肠通便。②所含的多巴胺有助于降低血压，保护血管，对高血压患者非常有益。

❀控糖 **有效控制餐后血糖升高。**山药含有膳食纤维，食用后会产生饱腹感，从而抑制食欲，也有控制餐后血糖迅速升高的功效。

❀减脂 **提高人体新陈代谢。**①山药中的营养物质能降低血脂，保持血管弹性，一定程度上可防止动脉粥样硬化，非常符合高脂血症人群的需求。②山药中还含有大量的消化酶，有助于促进蛋白质和淀粉的分解，提高人体新陈代谢，减少皮下脂肪的沉积。

❀ 这么吃降"三高"

山药可代替主食，或搭配面粉、粳米食用。炒食山药会获得更好的口感，也能很好地保留营养，非常适合"三高"人群。

❀ 营养搭配

✓	山药 + 杂粮	富含维生素和膳食纤维。
✓	山药 + 四季豆	清肠、减脂、控糖。
✓	山药 + 苦瓜	减肥、控糖。

经典
调养食谱

1 山药薏苡仁粥 ✓高血压 ✓糖尿病 ✓高脂血症

薏苡仁50克，洗净，浸泡2小时；山药50克，去皮，洗净，切碎。薏苡仁放入锅中，加水大火烧开后，放入切碎的山药，改小火煮至熟烂，撒入适量炒熟的黑芝麻即可。山药温中散寒，薏苡仁含维生素和膳食纤维，可改善糖耐量，降低胆固醇，非常适合"三高"患者食用。

2 山药炒四季豆 ✓糖尿病 ✓高脂血症 ✓高血压

山药150克，去皮，洗净，切片，入沸水中煮2~3分钟；四季豆80克，择洗干净，切段。油锅烧热，下四季豆炒至深绿，放入山药翻炒。炒至山药微脆，四季豆熟透，调入盐即可。具有控糖、清肠功效的山药，与富含膳食纤维的四季豆搭配，有助于减脂、控糖。

3 五彩山药 ✓高血压 ✓高脂血症

山药半根、胡萝卜1根，分别去皮、切片、焯水；水发黑木耳50克，芹菜200克，切丝，用开水烫一下；肉末50克，用料酒、生抽、少量淀粉拌匀。油锅烧热，倒入肉末煸炒至变色，盛起。再加油烧热，放入姜末，倒入黑木耳、山药、胡萝卜、芹菜翻炒均匀，倒入肉末，加盐调味即可。山药中的黏蛋白有助于控制血糖，非常适合"三高"患者食用。

西蓝花

天然胰岛素"激活剂"

热量(100克)	每日推荐适量
27 千卡	**50~100** 克

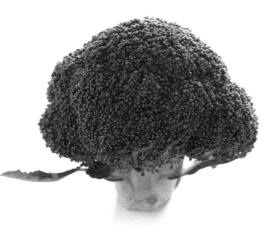

关键营养

（每100克）

维生素C	★★★
蛋白质	★
碳水化合物	★
膳食纤维	★★★
钾	★★
铬	★★

❖降压 **维持血管弹性，预防动脉硬化。** ①西蓝花中维生素C含量丰富，具有强抗氧化性，有助于维持血管弹性。②所含有的槲皮素有助于防治动脉硬化，对高血压、心脏病有一定预防和调养作用。

❖控糖 **提高胰岛素敏感性。** ①西蓝花中含有铬，可提高胰岛素敏感性，是天然的胰岛素"激活剂"，可缓解糖尿病症状。②西蓝花属于高膳食纤维蔬菜，能有效降低肠胃对葡萄糖的吸收，进而有效缓解血糖升高。

❖减脂 **提升代谢率。** ①西蓝花富含膳食纤维，能促进胃肠蠕动，加快新陈代谢，对降血脂有一定帮助。②西蓝花中含有丰富的黄酮类物质，可有效清除体内的自由基，同时可调节人体脂质代谢，对防治心血管疾病有一定帮助。

❖ 这么吃降"三高"

西蓝花可凉拌，也可炒食。炒食时需要大火快炒，可最大限度地减少维生素和抗氧化物质的流失，对身体更为有益。

❀ 营养搭配

✓	西蓝花 + 西红柿	低热量,适合 "三高" 人群食用。
✓	西蓝花 + 猪瘦肉	促进蛋白质吸收,提高人体免疫力。
✓	西蓝花 + 香菇	适合肿瘤、糖尿病并发血脂异常者食用。

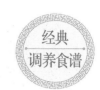

经典
调养食谱

1 凉拌西蓝花 ✓高血压 ✓糖尿病 ✓高脂血症

西蓝花300克,掰成小朵,洗净;蒜3瓣,切末。西蓝花焯3~5分钟,捞出,过凉水,沥干。放入蒜末、盐,拌匀即可。西蓝花富含膳食纤维,有利于肠胃蠕动,且有较好的减脂功效,与蒜搭配,降 "三高" 功效更强。

2 太极蓝花 ✓高血压 ✓糖尿病 ✓高脂血症

西蓝花、花菜各150克,洗净,掰成小朵,焯水。油锅烧热,放入西蓝花、花菜翻炒,用盐调味,取出装盘即可。富含膳食纤维的西蓝花,能有效降低肠胃对葡萄糖的吸收,进而降低血糖;花菜则有改善糖耐量和降血脂的功效。两种蔬菜均富含钾,对降压有帮助。

3 西蓝花烧双菇 ✓高血压 ✓糖尿病 ✓高脂血症

西蓝花100克,掰成小朵,洗净;平菇、香菇各50克,洗净,切片;胡萝卜100克,洗净,切片。油锅烧热,放入所有食材翻炒,并调入蚝油,倒少许清水,调入盐,小火煨5分钟即可。西蓝花热量低,膳食纤维较多,还含有大量的抗氧化剂;香菇是营养丰富的辅助降压、减脂、控糖食品。

莴笋

天然的钾、钠调节剂

热量(100克)	每日推荐适量
15 千卡	**50~100** 克

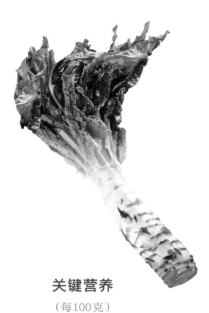

关键营养

（每100克）

烟酸	★ ★ ★
膳食纤维	★
碳水化合物	★
钾	★ ★ ★

❖降压 **调节钾、钠平衡。**①莴笋中所含的钾离子是钠离子的数倍，这种高钾低钠的比例，有助于调节体内钾、钠的平衡，有助于降压、预防心血管疾病。②莴笋中含有丰富的维生素、矿物质，可增进食欲、刺激消化液分泌，有利于体内毒素的排出，这对保持身体健康，预防心血管疾病非常有益。

❖控糖 **热量低、水分多。**莴笋90%的成分都是水，血糖生成指数很低，是一种低热量蔬菜，食用后对血糖几乎没什么影响，所以适合肥胖的糖尿病患者食用。

❖减脂 **有助于降低甘油三酯。**莴笋中的烟酸可降低甘油三酯，促进血液循环，进而预防高脂血症。

❖ 这么吃降"三高"

莴笋可炒食。此外，莴笋叶中还含有对身体有益的苦味素，有降压减脂的功效。因此，食用莴笋时，最好不要将莴笋叶丢掉。

❀ 营养搭配

✅　　莴笋＋牛肉　　调养气血，营养均衡。

✅　　莴笋＋黑木耳　　防治高血压、高脂血症，缓解血糖快速升高。

✅　　莴笋＋蘑菇　　降压、祛脂、控糖。

经典
调养食谱

1 凉拌莴笋 ✅高血压 ✅糖尿病 ✅高脂血症

莴笋300克，去叶，去外皮，洗净，切成薄片，开水中焯1~3分钟，捞出，过凉水，沥干。调入盐和白醋，拌匀即可。凉拌莴笋口感清脆，热量低，少油，可增强人体免疫力，降低血脂、血糖和血压，"三高"人群可常食。

2 清炒莴笋叶 ✅高血压 ✅糖尿病 ✅高脂血症

莴笋叶300克，择洗干净，切段。油锅烧热，放入莴笋叶翻炒。待莴笋叶变蔫，调入盐，翻炒均匀即可。莴笋叶含有丰富的维生素、膳食纤维和微量元素，常食有助于清除血液中的胆固醇。

3 蘑菇炒莴笋 ✅高血压 ✅糖尿病 ✅高脂血症

蘑菇200克，去蒂，洗净，切片；莴笋100克，洗净，切片。油锅烧热，爆香葱段、姜片，加莴笋、蘑菇翻炒，调入盐，炒熟即可。蘑菇中含有膳食纤维和木质素，可保持肠内水分平衡，预防便秘；还含有酪氨酸酶，可辅助降血压。

洋葱

利尿降压，有效减脂

热量(100克)	每日推荐适量
40 千卡	**1** 个

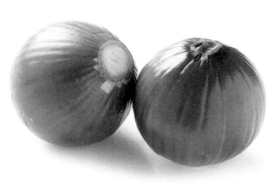

关键营养

（每100克）

脂肪	★
膳食纤维	★
钾	★★
铬	★★

❀降压 **前列腺素促进肾脏排钠。** 洋葱中的前列腺素可直接作用于血管，使血压下降。前列腺素还能促进肾脏利尿和排钠，从而起到较好的降压作用。

❀控糖 **提高胰岛素敏感性。** ①洋葱中含有一种天然的血液稀释剂，有助于抑制血液凝结，并刺激人体胰岛素合成，促进细胞对糖的代谢和利用，有助于降低血糖水平。②洋葱中还含有铬元素，可提高胰岛素的敏感性，缓解糖尿病症状。

❀减脂 **清除自由基，保持血管弹性。** 洋葱所含的黄酮类物质，如槲皮素等都是很好的抗氧化剂，有助于防治动脉硬化，可有效减脂。

❀ 这么吃降"三高"

每天坚持食用洋葱50克左右，有明显的控制血糖和利尿作用。洋葱片加莴笋叶，倒入苹果醋拌匀后食用，可辅助稳定血压，治疗便秘。

❀ 营养搭配

✓	洋葱+猪瘦肉	营养均衡，有助于控糖、降血压。
✓	洋葱+蒜	可有效降低胆固醇，提高免疫力。

经典
调养食谱

1 洋葱炒肉 ✓高血压 ✓糖尿病 ✓高脂血症

洋葱200克，去皮，洗净，切丝；猪瘦肉100克，洗净，切丝。油锅烧热，下肉丝、姜丝翻炒至肉丝变色，放洋葱翻炒。调入盐、适量酱油，炒至肉熟即可。"三高"人群需要保证蛋白质的摄入，而洋葱与富含蛋白质的肉类搭配，使营养更均衡，非常符合"三高"人群的需求。

2 洋葱汁 ✓高血压 ✓糖尿病 ✓高脂血症

洋葱250克，洗净，切片，榨汁，加入白开水混匀即可饮用。洋葱汁有助于减脂、降压，适用于"三高"人群代茶饮。

3 洋葱粥 ✓高血压 ✓高脂血症

洋葱50克，去皮，洗净，切丝；粳米50克，淘洗干净。二者熬煮成粥即可。粳米能提高人体免疫功能，促进血液循环，降低高血压的发病率。粳米与洋葱煮粥，有助于降压减脂，提高机体免疫力。

平菇

低糖低脂抗氧化

热量(100克)	每日推荐适量
24 千卡	**150** 克

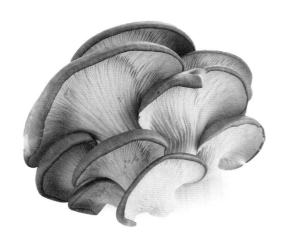

关键营养

（每100克）

蛋白质	★
脂肪	★
膳食纤维	★
维生素E	★★
钾	★★★
硒	★
镁	★

降压 **提升免疫力。**①平菇所含的牛磺酸具有预防心血管疾病的功效。②平菇中含有硒，有强抗氧化性，可提高免疫力。③所含的多种维生素、矿物质可增强体质，调节内分泌平衡，尤其适合心血管疾病患者，以及体质虚弱的人食用。

控糖 **低糖、低热量。**①平菇是一种低糖、低脂肪的食物，食用后能够防止餐后血糖上升过快。②其所含的各种氨基酸，非常适合体虚的人群食用。

减脂 **改善新陈代谢，降低胆固醇含量。**①平菇中含有多糖，可改善人体新陈代谢，有助于降低血液中胆固醇含量。②所含的营养物质可增强人体免疫能力，防治高脂血症、高血压等心血管疾病。

❀ 这么吃降"三高"

平菇可以炒、烩、烧、煮，口感都很好，各种做法都很适合"三高"人群。不过，若能在烹制平菇时减少油脂和盐的使用量，会更有利于身体健康。

✿ 营养搭配

| ✓ | 平菇 + 白萝卜 | 增强体力,促进肠胃蠕动,有助于心脑血管疾病的预防和缓解。 |
| ✓ | 平菇 + 牛肉 | 提供丰富的蛋白质及多种维生素,增强人体免疫力。 |

经典
调养食谱

1 青菜平菇 ✓高血压 ✓糖尿病 ✓高脂血症

平菇100克,洗净,撕成条状;青菜150克,洗净,切段。油锅烧热,下平菇炒出水分,下青菜、适量海米,调入盐,翻炒,待青菜变色盛出即可。平菇是一种营养丰富的蔬菜,含镁、钾、磷等,有助于降胆固醇、降血压、稳定血糖。

2 白萝卜平菇汤 ✓高血压 ✓糖尿病 ✓高脂血症

白萝卜150克,洗净,切小块;平菇50克,去蒂,洗净,撕成条状。白萝卜、平菇和盐入锅中,加水煮至熟烂,撒上葱花,调入芝麻油即可。具有行气作用的白萝卜,与营养丰富的平菇搭配,颇有滋养功效,其口味清淡,非常适合"三高"人群。

3 平菇炒牛肉 ✓高血压 ✓糖尿病 ✓高脂血症

平菇150克,洗净,撕成条;牛肉100克,洗净,切片。油锅烧热,下牛肉、姜丝,翻炒至变色,放入葱段、料酒。下平菇,调入盐和酱油,翻炒至熟即可。富含多糖、维生素的平菇,与富含蛋白质的牛肉搭配,有助于增强人体免疫力,适合"三高"人群食用。

圆白菜

减脂肪，抗血栓

热量(100克)	每日推荐适量
24 千卡	**100~150** 克

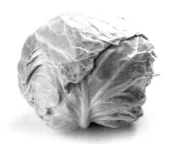

关键营养（每100克）

蛋白质	★
脂肪	★
膳食纤维	★★
维生素C	★★★
钾	★★
铬	★★

❖降压 **对预防并发症有益处。**圆白菜含有较丰富的钾，可以帮助患者补充因多尿出现的钾元素缺乏，预防血压升高，此外还可以有效降低并发症的风险。

❖控糖 **控制血糖浓度。**圆白菜中的碳水化合物和脂肪含量低，且圆白菜中所含的一些矿物质能参与胰岛素的合成与分泌。因此，多食圆白菜可以帮助糖尿病患者在一定程度上维持血糖平衡。

❖减脂 **调节脂质平衡。**①圆白菜所含的微量元素铬，有助于调节糖代谢和脂质代谢，有利于减脂。②圆白菜对促进造血功能的恢复，抗血管硬化和阻止碳水化合物转变成脂肪，预防血清胆固醇沉积等具有辅助功效，并且对心脑血管疾病有预防功能。

❖ 这么吃降"三高"

圆白菜可炒食，可煲汤，也可凉拌。凉拌的圆白菜呈现了其原生态营养，但其中所含的脂溶性维生素不易被人体吸收，在某种程度上损失了营养。经过烹制的圆白菜，虽然维生素E变得更易被人体吸收，却会损失维生素C。因此在炒圆白菜时，最好大火快炒；而煲汤时，最好等汤煮到快好后，再放入圆白菜，以免营养成分流失。

❀ 营养搭配

✅	圆白菜＋猪瘦肉	补充蛋白质，预防便秘。
✅	圆白菜＋西红柿	有益气生津、止渴的功效。

经典
调养食谱

1 炝炒圆白菜 ✅高血压 ✅糖尿病 ✅高脂血症

圆白菜300克，洗净，切丝。油锅烧热，放入花椒煸香，放圆白菜翻炒，调入少许盐、白醋，翻炒均匀即可。经过烹制的圆白菜口感更好，其营养成分更易被人体吸收，适合"三高"人群食用。

2 猪瘦肉圆白菜粥 ✅高血压 ✅高脂血症

圆白菜30克，洗净，切丝；猪瘦肉20克，洗净，切碎；粳米50克，淘洗干净。将上述食材熬煮成粥即可。圆白菜与粳米搭配，可作为主食，既换了口味，又能降压、减脂。圆白菜与猪瘦肉搭配还具有补充蛋白质、预防便秘的作用。

3 圆白菜橙汁 ✅高血压 ✅糖尿病 ✅高脂血症

橙子半个，去皮，切小块；圆白菜50克，洗净，沥干水分，切丝。橙子、圆白菜一起榨汁即可。圆白菜汁完好地保留了营养，与橙子搭配，维生素C含量更高，有益于身体健康，适合"三高"人群食用。

豆芽

怎么吃都有益

热量(100克)	每日推荐适量
47 千卡	**100~200** 克

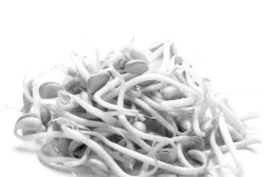

关键营养
（每100克）

膳食纤维	★★
维生素B$_1$	★★
维生素C	★★
维生素E	★★
钾	★★
烟酸	★★

❀降压 **富含钾与维生素C、维生素E。**①豆芽中的钾与维生素C含量丰富，有利于降低血压，保护心血管。②豆芽含有丰富的维生素E、黄酮类物质，能防止动脉粥样硬化。

❀控糖 **富含维生素B$_1$和烟酸。**①豆芽中的烟酸在一定程度上有助于维持人体血糖水平，缓解糖尿病症状。②豆芽含有丰富的膳食纤维，可适度缓解消化系统对糖分的吸收和转化，延缓餐后血糖上升速度，并缓解糖尿病并发的便秘。

❀减脂 **维生素C预防脂肪堆积。**①豆芽中含有维生素C，能清除血管中的胆固醇，在一定程度上防止脂肪堆积，常食用有助于预防高脂血症。②豆芽中富含的营养物质，有明显的调节血脂的作用。主要通过降低甘油三酯调节血脂，同时具有升高高密度脂蛋白的作用。

❀ 这么吃降"三高"

豆芽可用来凉拌、清炒，也可用来配菜、煲汤。对"三高"人群来说，豆芽怎么吃对身体都是有益的。

✿ 营养搭配

✓	豆芽＋醋	最大限度保留豆芽的营养。
✓	豆芽＋排骨	有清热、利尿、宽中下气功效。
✓	豆芽＋油菜	有利于清肠通便。

经典
调养食谱

1 豆芽排骨汤 ✓高血压 ✓糖尿病

排骨100克、豆芽200克洗净。锅内放足量水，下排骨、姜丝大火煮开，撇去浮沫。转小火煮至排骨快熟时，下豆芽，调入胡椒粉、盐，煮至豆芽软烂即可。富含膳食纤维的豆芽，与富含蛋白质的排骨搭配，营养更加均衡，有助于清热、解毒，特别适合高血压、糖尿病患者。

2 清炒豆芽 ✓高血压 ✓糖尿病 ✓高脂血症

豆芽300克，洗净，沥干水分。油锅烧热，下豆芽翻炒。炒至将熟时，调入盐，搅拌均匀即可。豆芽具有清热、止渴的作用，"三高"人群可常食。

3 豆芽拌油菜 ✓高血压 ✓糖尿病 ✓高脂血症

油菜100克，洗净，切段；豆芽200克洗净。油菜、豆芽放开水中焯3分钟，捞出，过凉水，挤掉水分。调入适量芝麻油、醋、盐，拌匀即可。中医认为高血压、高脂血症与人体膏脂、痰浊、瘀血有关，因此防治应以疏通、清脂为主，此菜清淡又清脂，非常符合中医的治疗要求。

荞麦

清血管，抗血栓

热量(100克)	每日推荐适量
337 千卡	**50~75** 克

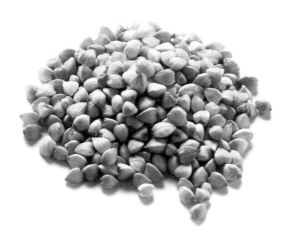

关键营养

（每100克）

蛋白质	★
脂肪	★
碳水化合物	★ ★ ★
膳食纤维	★ ★
镁	★ ★ ★
钾	★ ★ ★

❦**降压** **降压、止血，防治脑卒中。**①荞麦味甘，性平寒，茎叶有一定降压、止血的作用，适用于高血压、毛细血管脆弱性出血患者，对防治脑卒中也有一定作用。②荞麦面有健胃、收敛、消炎作用。

❦**控糖** **稳定血糖水平。**荞麦中的黄酮成分，有助于降低血糖含量，缓解糖尿病的恶化。

❦**减脂** **抗血栓，降低血清胆固醇。**①荞麦中含有丰富的镁，有助于钠代谢，抗血栓，降低血清胆固醇。②富含的膳食纤维，可吸附多余脂肪，有助于低密度脂蛋白排出体外。③含有丰富的芦丁和烟酸，有助于降低血脂、胆固醇，有软化血管、保护视力、预防脑出血、扩张血管的作用。

❦ 这么吃降"三高"

可在市场直接购买以荞麦为主的面食，如荞麦馒头、荞麦面条等。荞麦面宜与鸡蛋、瘦肉或蔬菜同食，既平衡营养，又有助于降压、控糖。

❀ 营养搭配

| ✅ | 荞麦+羊肉 | 两者寒热互补，可均衡营养。 |
| ✅ | 荞麦+香菇 | 促进消化，为身体提供足够能量。 |

经典
调养食谱

1 凉拌荞麦面 ✅糖尿病 ✅高脂血症

荞麦面条80克，煮熟，过冷水，沥干；黄瓜半根，洗净，切丝；鸡蛋打散，煎成薄片，切丝。锅中加3汤勺水，放蚝油、醋、盐，烧开做成淋汁。将荞麦面盛碟，加入黄瓜丝、鸡蛋丝，撒上葱花、辣椒粉，再淋上汁便可。荞麦面热量较低，并富含膳食纤维，而且容易有饱腹感，对于血脂、血糖过高的人而言，是一个不错的选择。

2 香菇荞麦粥 ✅高血压 ✅糖尿病 ✅高脂血症

香菇5朵，洗净，切丝；黑米、荞麦各30克，洗净。将上述食材熬煮成粥，调入盐即可。香菇、荞麦有消脂除腻、助消化的作用，长期食用可保护血管、祛脂。

3 全麦饭 ✅高血压 ✅高脂血症

大麦、荞麦、燕麦、小麦、粳米各40克。将所有材料洗净，放入锅中，加适量水煮成饭即可。大麦、荞麦、燕麦、小麦、粳米都是低糖低脂食品，是"三高"人群的理想主食。

燕麦

减脂控糖佳品

热量(100克)	每日推荐适量
338 千卡	**50~75** 克

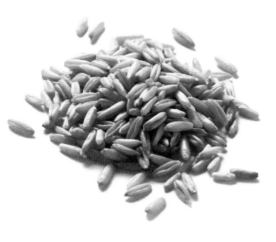

关键营养

（每100克）

蛋白质	★★
脂肪	★★
碳水化合物	★★★
膳食纤维	★★
镁	★★
钙	★★
烟酸	★★

✿降压 **扩张血管，促进血液循环。**①丰富的膳食纤维具有吸附钠的作用，还能润肠通便，促进钠从体内排出，有助于降低血压。②所含烟酸有扩张血管、降低胆固醇和甘油三酯的作用，可促进血液循环，有助于降低血压。

✿控糖 **增强胰岛素的敏感度。**燕麦升糖指数低，可刺激胰岛素的敏感度，有助于降低患糖尿病的风险。

✿减脂 **可增加饱腹感，有助于减肥。**①燕麦含有膳食纤维，可促进体内低密度脂蛋白的排出。②辅助清肠、祛脂，还可增加饱腹感，常食有助于保持合理体重。

✿ 这么吃降"三高"

煮米饭时，加一些燕麦同煮，可使米饭更筋道，还能增加饱腹感，有助于控制总热量摄入。燕麦也可以磨成粉，与小麦粉混合后，制成面食，有助于维持餐后血糖平稳。还可以用热牛奶冲泡燕麦片，长期当作早餐食用，不仅可以减肥，还可清肠。

❀ 营养搭配

✅	燕麦 + 山药	延年益寿,是"三高"人群的膳食佳品。
✅	燕麦 + 牛奶	补充蛋白质、维生素,还有一定的润肠作用。
✅	燕麦 + 小麦	补充维生素和矿物质,增强饱腹感。
✅	燕麦 + 芹菜	有助于吸附体内胆固醇。

经典
调养食谱

1 燕麦芹菜粥 ✅高血压 ✅糖尿病 ✅高脂血症

燕麦50克,淘洗干净;芹菜30克,洗净,连叶一起切碎。锅中加燕麦和适量清水,煮至粥烂,撒入芹菜碎,调入适量盐,搅匀即可。燕麦芹菜粥含有丰富的膳食纤维,有助于吸附体内胆固醇,减脂、降压。

2 牛奶燕麦粥 ✅高血压 ✅糖尿病 ✅高脂血症

燕麦50克,洗净;脱脂牛奶300克。锅中加清水,煮沸后,加入燕麦,煮至黏稠,倒入牛奶煮开即可。这款粥含有丰富的膳食纤维、蛋白质,可为"三高"人群提供所需营养。

3 南瓜燕麦粥 ✅高血压 ✅糖尿病 ✅高脂血症

燕麦50克,淘洗干净;南瓜80克洗净,去皮,切成丁。锅中加适量清水烧开,放入燕麦、南瓜丁,煮至南瓜熟烂即可。南瓜、燕麦中含有丰富的膳食纤维,具有减脂、降压作用,两者搭配,事半功倍。

玉米

调节血液黏稠度

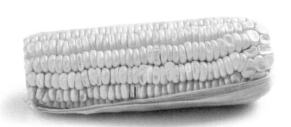

热量(100克)	每日推荐适量
112 千卡	**100** 克

关键营养

（每100克）

脂肪	★
碳水化合物	★★
膳食纤维	★
钾	★★★
镁	★★
硒	★★

❖ 降压 **维持人体体液平衡，预防血压升高。**①玉米所含的镁元素有助于舒张血管，预防缺血性心脏病。镁作为体内多种酶的"激活剂"能参与机体的各种生理功能，辅助心脏的收缩。②玉米中富含钾，能促进钠的代谢，维持人体体液平衡，预防血压升高。

❖ 控糖 **降低血液黏稠度。**①玉米中含有丰富的镁、钾等矿物质元素，有助于降血糖，扩张血管，降低血液黏稠度。②糖尿病患者，一餐中不要把玉米当全部主食，以免饭后血糖水平上升。玉米的胚尖含有丰富的不饱和脂肪酸，食用时尽量将玉米胚尖也吃掉。

❖ 减脂 **保护血管壁。**玉米中含有丰富的不饱和脂肪酸和亚油酸，这些物质与玉米中的维生素E协同作用，可有效预防血液中的脂肪、胆固醇沉积于血管壁。

❖ 这么吃降"三高"

玉米可以煮食，也可以加工成玉米面、玉米粥、玉米须茶食用，对降血压、降血脂都有好处。玉米须加清水煎汤代茶饮，可调中开胃、降血脂、降血压。

❀ 营养搭配

✅ 　　　　玉米 + 胡萝卜　　　　补充维生素和微量元素。

✅ 　　　　玉米 + 松子　　　　可预防心脑血管疾病。

经典
调养食谱

1 三丁玉米 ✅高血压 ✅糖尿病 ✅高脂血症

胡萝卜30克、香菇1朵,分别洗净,切丁;50克玉米粒、30克豌豆与胡萝卜丁一起焯3~5分钟。油锅烧热,将全部食材放入锅中,翻炒均匀,调入盐即可。三丁玉米可降低血液黏稠度,可长期食用。

2 玉米粥 ✅高血压 ✅高脂血症

玉米粒100克,淘洗干净,浸泡2小时;粳米50克,淘洗干净。将上述食材熬煮成粥即可。玉米粥几乎完整地保留了玉米的营养,适合高血压、高脂血症人群食用。由于玉米中含有碳水化合物,糖尿病患者食用时要控制摄入量。本粥加适量松子,还可预防心脑血管疾病。

3 玉米须饮 ✅高血压 ✅高脂血症

玉米须20克,洗净,加水,煎汤代茶饮。玉米须富含的镁、硒、钾元素,有助于舒张血管,降低血液黏稠度,是高血压、冠心病及动脉硬化患者的首选饮品。

薏苡仁

保护血管，清热利尿

热量(100克)	每日推荐适量
361 千卡	**50~100** 克

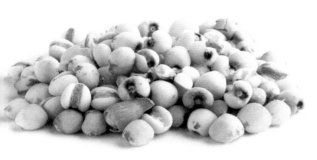

关键营养
（每100克）

脂肪	★
碳水化合物	★★★
膳食纤维	★★
钾	★
硒	★★★
维生素E	★★
B族维生素	★★

❀**降压** **保护血管，促进代谢。**①薏苡仁含有丰富的B族维生素，有助于人体热量的代谢，对于高血压患者控制体重有帮助。②薏苡仁含有一定的维生素E，有保护血管的作用。

❀**控糖** **平稳血糖。**①薏苡仁中的多糖，有助于降低血糖浓度。②薏苡仁中还含有微量元素硒，有助于修复胰岛B细胞，维持胰岛素正常分泌，平稳血糖。

❀**减脂** **降脂减重。**薏苡仁中含有丰富的膳食纤维，有助于降低血脂，起到预防肥胖、血脂异常、脑卒中等疾病的作用。

❀ 这么吃降"三高"

薏苡仁可与其他食材煮粥或煲汤食用。与冬瓜、绿豆煮粥，则有较好的降暑利湿的功效。

✿ 营养搭配

✓	薏苡仁 + 银耳	可滋补生津，常食可防治脾胃虚弱、肺胃阴虚。
✓	薏苡仁 + 红豆	利尿除湿，降血脂。
✓	薏苡仁 + 冬瓜 / 绿豆	有较好的降血脂和降暑利湿功效。

经典
调养食谱

1 绿豆薏苡仁山楂粥 ✓高血压 ✓高脂血症

绿豆、薏苡仁各25克，山楂干10克，洗净，备用。将上述食材熬煮成粥即可。绿豆能增进食欲、降低胆固醇、保护肝脏；山楂可防治高血压等心血管疾病。二者与薏苡仁同煮，有较好的降血脂和降暑利湿的功效。

2 冬瓜荷叶薏苡仁汤 ✓高血压 ✓糖尿病 ✓高脂血症

荷叶半张，洗净，撕碎；冬瓜100克，去皮、瓤，洗净，切块；薏苡仁50克，洗净。将备好的食材一同放于锅内，加水，大火煮至薏苡仁熟烂，调入盐，撒入适量枸杞子即可。本品可消肿、利水、祛脂、清肠。

3 薏苡仁炖鸡 ✓高血压 ✓糖尿病 ✓高脂血症

薏苡仁、红豆各25克，分别淘洗干净；鸡1只，处理干净。将上述食材放入锅中，加水大火烧开，小火熬炖即可。鸡肉富含优质蛋白质，红豆与薏苡仁搭配，可利尿除湿，适合气虚肥胖的"三高"人群。

莜麦

控制餐后血糖

热量(100克)	每日推荐适量
391 千卡	**200** 克

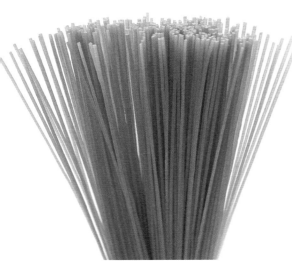

关键营养

（每100克）

蛋白质	★★
脂肪	★★
碳水化合物	★★★
维生素B$_1$	★★★
维生素B$_2$	★★★
维生素E	★★
钾	★★

❀降压 **亚油酸保护血管。** 莜麦含有丰富的亚油酸，有降低血液胆固醇、预防动脉硬化的作用，能有效预防高血压。

❀控糖 **可有效控制血糖。** ①莜麦含有人体必需的8种氨基酸，且升糖指数低，是控糖的理想食品。②莜麦中丰富的维生素和矿物质，对防治糖尿病非常有益。

❀减脂 **改善血液循环。** 莜麦面中含有丰富的维生素B$_1$、维生素B$_2$及维生素E，可改善血液循环，这对预防高脂血症有重要意义。

❀ 这么吃降"三高"

由于莜麦性寒，可将其炒熟后，磨成面粉，并用开水烫熟后，和成面团，做成多种面点食用。这样做可以抵消莜麦中的寒性，降低其对脾胃的伤害，更利于"三高"人群。

❧ 营养搭配

✓	莜麦 + 鸡肉	可抗疲劳，稳定血糖水平。
✓	莜麦 + 小米	可补充维生素、矿物质，有益于减肥。
✓	莜麦 + 牛奶	补充蛋白质和钙，可强筋壮骨。

经典
调养食谱

1 莜麦面条 ✓高血压 ✓糖尿病 ✓高脂血症

莜麦面条、胡萝卜各100克，胡萝卜洗净，切丝；菠菜50克，洗净，切段。将食材一同放入锅中，煮熟后调入适量醋、盐，撒上香菜段即可。莜麦面条与菠菜、胡萝卜搭配，对降"三高"非常有益。

2 凉拌莜面丝 ✓高血压 ✓高脂血症

莜麦面粉200克，用开水和成面团，擀成薄片，放入蒸锅中蒸熟后，切丝。豆角100克，洗净，放入沸水中焯熟，切丝，加入适量葱花、蒜蓉、酱油、醋，搅拌均匀后，倒于莜面饼丝上，搅拌均匀即可。莜面与豆角搭配，可祛脂、清肠，而且口感清爽。

3 炒莜面 ✓高血压 ✓高脂血症 ✓糖尿病

莜麦面条300克，入锅中煮熟后，捞出过凉水，沥干备用。青椒100克，切丝备用。油锅烧热，用葱花爆香，加莜麦面条、青椒、盐翻炒即成。莜麦面中亚油酸可预防高血压，维生素可改善血液循环，这对预防高脂血症有重要意义，且升糖指数低，能稳定血糖水平。

黑米

抗氧化抗衰老

热量(100克)	每日推荐适量
341 千卡	**50** 克

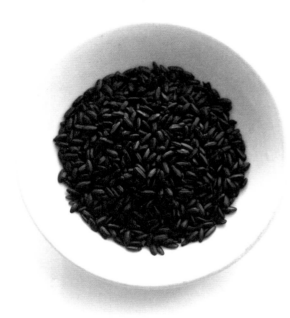

关键营养

（每100克）

蛋白质	★
脂肪	★
碳水化合物	★★★
膳食纤维	★★
维生素E	★★
B族维生素	★★
钾	★★★
硒	★★★
镁	★★★

❖降压 **微量元素丰富，有助于控制血压。** 黑米中含有丰富的硒、钾、镁等元素，有助于降低血脂，一定程度上可控制血压，减少患心脑血管疾病的风险。

❖控糖 **稳定血糖水平。** 黑米中所含丰富的膳食纤维，能降低淀粉消化速度，不易造成血糖波动，比较适合糖尿病人群食用。

❖减脂 **清除自由基，维持血管弹性。** ①黑米中含有丰富的花青素，有很强的抗氧化、抗衰老作用，能清除血液中的自由基，有助于维持血液、血管活力，降低血脂。②黑米中丰富的维生素E有助于降低胆固醇，B族维生素可促进血液循环，有助于降低心血管疾病发生率。

❖ 这么吃降"三高"

可与豆类、花生米一起煮成黑米粥，也可与红豆搭配熬粥，有补肾健脑、益肝明目、滋阴养血等功效，还能降低高血压的发病率。

❦ 营养搭配

✅	黑米＋山楂	补气血、降血压。
✅	黑米＋豆类	黑米中的脂溶性维生素E更易被消化吸收。
✅	黑米＋牛奶	可益气、养血、生津。

经典
调养食谱

1 黑米党参山楂粥 ✅高血压 ✅糖尿病 ✅高脂血症

黑米50克，洗净；党参5克，洗净，切片；山楂10克，洗净，去核，切丁。将上述食材熬煮成粥即可，可作为早餐食用。黑米党参山楂粥可补气血、降血压，适合有高血压合并高脂血症、糖尿病患者四季食用。

2 黑米芝麻豆浆 ✅高血压 ✅糖尿病 ✅高脂血症

黑米50克、黑豆30克洗净，浸泡10~12小时；花生米20克、黑芝麻5克压碎。将食材一同放入豆浆机中，加水搅打。豆浆成后，根据个人情况调入白糖饮用。糖尿病患者不宜加糖。黑米、黑豆搭配，能益肝明目、滋阴养血，有利于黑米中的脂溶性维生素E被更好地吸收。

3 五色粥 ✅高血压 ✅糖尿病 ✅高脂血症

黑米、玉米粒各50克，豌豆、虾仁各20克，洗净。虾仁焯10秒，捞出控水。将上述食材加水熬煮成粥，调入盐，撒上适量红椒丁、芹菜粒即可。黑米、玉米、豌豆、虾仁等含有丰富的蛋白质、膳食纤维，是"三高"人群的膳食佳品。

大豆

减脂降胆固醇，促进胰岛素分泌

热量(100克)	每日推荐适量
390 千卡	**20~50** 克

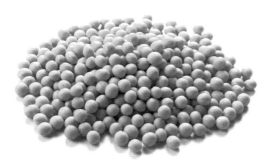

关键营养（每100克）

蛋白质	★★★
碳水化合物	★★
膳食纤维	★★★
钾	★★★
钙	★★★
维生素E	★★★

❀**降压**　**促进钠的排出，有利于控制血压。**①大豆中富含膳食纤维，能促进钠的排出，有助于降低血压。②大豆中钾元素含量丰富，也能促进钠排出体外，从而控制血压。

❀**控糖**　**可有效抑制餐后血糖上升。**①大豆中碳水化合物含量较少，特别适合糖尿病患者食用。②大豆中含有多种营养素，可有效抑制餐后血糖上升。

❀**减脂**　**减少血液中胆固醇含量。**①大豆不含胆固醇，其所含的植物固醇、亚油酸能减少血液里胆固醇的含量，卵磷脂有助于维持血管的弹性，减少动脉硬化、心脏病的发生率。②大豆中含有的钙和镁相互作用，可维持心脏和血管的健康，对防治骨质疏松有一定的疗效。

❀ 这么吃降"三高"

大豆可炖煮，也可以制作成豆制品，如豆浆、豆腐、豆腐干、豆腐丝等食物。大豆最适合的吃法就是与牛肉、猪瘦肉搭配炖煮，可使大豆中的植物性蛋白质和肉中的动物性蛋白质得到合理补充。除此之外，用醋泡大豆，制成醋豆，每天吃10~20粒，对便秘、高血压等多种疾病有良好的食疗效果。

❈ 营养搭配

✅	大豆+玉米	可增强肠壁蠕动，排除宿便，预防高血压。
✅	大豆+山楂	保护血管，抗衰老。
✅	大豆+茄子	有保护血管的作用，可预防糖尿病并发心血管疾病。

经典
调养食谱

1 大豆排骨汤 ✅高血压 ✅糖尿病 ✅高脂血症

大豆80克，洗净；排骨100克，洗净，斩成段。排骨焯烫后，捞出，冲掉血沫。另起一锅，放适量清水，下排骨、姜片，大火烧开后，调入少许料酒，放入大豆，改小火煮至肉、豆熟烂，放少许盐调味即可。大豆与肉一起炖煮，有助于补充优质蛋白质。

2 糙米山楂豆浆 ✅高血压 ✅糖尿病 ✅高脂血症

大豆100克、糙米80克，分别洗净，浸泡10~12个小时；山楂去蒂，洗净，去核。将全部食材放入豆浆机中，加水搅打，倒出豆浆，即可饮用。糙米含丰富维生素，山楂可扩张血管，两者与大豆搭配，对改善"三高"症状很有帮助。

3 炖五香大豆 ✅糖尿病 ✅高脂血症

200克大豆浸泡一天，淘洗干净。锅中放入清水和大豆烧开，撇净浮沫，撒入适量大料、花椒、桂皮、葱末和姜末，用小火炖至熟烂，加盐烧至入味，淋上芝麻油即可。这道菜有助于增强机体免疫功能、预防血管硬化、补钙、控糖、减脂。

红豆

利尿减脂

热量(100克)	每日推荐适量
324 千卡	**20~50** 克

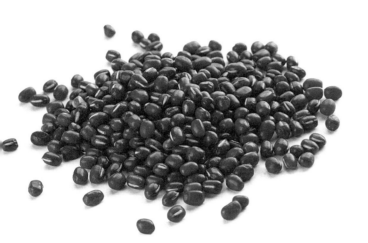

关键营养

（每100克）

蛋白质	★★★
碳水化合物	★★★
膳食纤维	★★
钾	★★★
维生素E	★★★
维生素B$_1$	★★★
维生素B$_2$	★★★

降压 **富含B族维生素，预防高血压并发肥胖症。**红豆富含B族维生素，有维持细胞活力、缓解疲劳的作用，还能促进糖分分解燃烧，预防高血压并发肥胖症。

控糖 **富含膳食纤维，缓解餐后血糖升高过快。**红豆中含有丰富的膳食纤维，可有效促进体内胆固醇排出，缓解餐后血糖快速升高的情况。

减脂 **保护肾脏，有助于降低血清胆固醇。**①红豆中所含的亚油酸、豆固醇，可有效降低血清中胆固醇含量。②红豆含有的营养物质，有解毒、利尿作用，对因"三高"引起的肾脏功能下降、水肿等有良好辅助治疗效果。

❧ 这么吃降"三高"

红豆可煲汤、煮粥，也可炖菜，还可做成包子馅，或制成其他豆制品食用。将它与粳米、燕麦片煮粥，有祛脂降压、健脾养胃的功效。

✿ 营养搭配

✅	红豆+百合	补血安神。
✅	红豆+鲤鱼	利水除湿,适合水肿者食用,体质燥热者慎食。
✅	红豆+山药	补养脾胃,适合肥胖体虚的"三高"患者。

经典
调养食谱

1 红豆鲤鱼汤 ✅高血压 ✅高脂血症

鲤鱼1条,去鳞及内脏,洗净;红豆50克,洗净,浸泡2小时后入锅,加水,大火煮开后,转小火煮至豆皮开裂。放入鲤鱼,调入料酒、姜丝,小火煮至鱼熟豆烂,调入盐即可。红豆鲤鱼汤有消水肿的功效。

2 山药红豆粥 ✅高血压 ✅糖尿病 ✅高脂血症

山药20克,去皮,洗净,切丁;红豆50克,洗净,浸泡2小时。红豆冷水入锅,大火煮开后,改小火煮20~30分钟,放入山药丁,煮至豆熟即可。山药温中和胃,能促进消化,与红豆煮粥,可作"三高"人群日常饮食。

3 红豆玉米须汤 ✅高血压 ✅糖尿病 ✅高脂血症

玉米须20克、生地黄3克,分别洗净,煎煮取汁。红豆50克洗净,浸泡2小时,入玉米须、生地黄水中,熬煮成汤。玉米须、红豆利尿消肿,生地黄凉血滋阴。三者搭配,对糖尿病引起的水肿有缓解作用,但虚寒体质者不建议食用。

豆浆

"心血管保健液"

热量(100克)	每日推荐适量
31 千卡	**500** 克(成人)

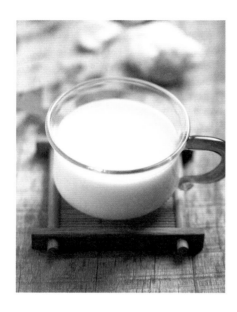

关键营养

(每100克)

蛋白质	★ ★ ★
脂肪	★
碳水化合物	★
钾	★
维生素E	★ ★

❖ **降压** **减轻血管负担,增强心脏活力。**豆浆可维持人体营养平衡,全面调节内分泌系统,有助于降低血压,减轻血管负担,促进血液循环,有"心血管保健液"的美称。

❖ **控糖** **热量低。**豆浆热量低,升糖指数低,是糖尿病患者理想的饮品。

❖ **减脂** **富含优质植物性蛋白质,不含胆固醇。**豆浆富含人体所需的优质植物性蛋白质、多种氨基酸、多种维生素及钙、铁、磷等矿物质,且不含胆固醇,高脂血症人群可放心饮用。

❖ 这么吃降"三高"

豆浆一般都是直接饮用,制作豆浆时可加入不同的食材,以平衡豆浆的营养。由于"三高"人群需要补充较多膳食纤维,可以在豆浆中添加一些膳食纤维含量较高的食物,如谷物等,可平衡营养,提升口感。

✿ 营养搭配

| ✓ | 豆浆＋牛奶 | 可以补充钙及脂溶性维生素，营养更均衡。 |
| ✓ | 豆浆＋粳米 | 温中养胃，润肠通便。 |

经典
调养食谱

1 银耳豆浆 ✓高血压 ✓糖尿病 ✓高脂血症

银耳5克，泡发，去蒂洗净，撕小朵；大豆80克，洗净，浸泡6~8小时。将银耳、大豆与适量清水一起放入豆浆机中，制成豆浆即可。银耳有清热、生津、养胃、补气、和血的功效，与大豆搭配，能弥补大豆中膳食纤维不足的缺陷，非常适合"三高"人群。

2 豆浆米粥 ✓高血压 ✓高脂血症

粳米50克，淘洗干净。粳米与250克豆浆、适量水一起放入锅中，大火烧开后，转小火，煮至粥成即可。将豆浆与米粥完美结合，可温中养胃、润肠通便，但糖尿病患者不建议多吃。

3 三豆饮 ✓高血压 ✓糖尿病 ✓高脂血症

红豆、绿豆、黑豆各30克，分别洗净，浸泡6~8小时。泡好的豆子加适量清水，一起放入豆浆机中，制成豆浆即可。红豆、绿豆、黑豆搭配，可补充膳食纤维，营养也更为丰富。

牛奶

补充钙质，稳定血压

热量(100克)	每日推荐适量
65 千卡	**200~300** 克

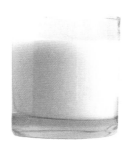

关键营养（每100克）

蛋白质	★★★
脂肪	★
碳水化合物	★★
钾	★★
钙	★★★

❖ **降压** **稳定情绪和血压。** ①牛奶含有丰富的矿物质元素，且人体所需的常见矿物质元素构成比较平衡，饮用后可平衡人体体液，并有助于稳定情绪、降低血压。②牛奶中的蛋白质易于被人体吸收，可满足高血压人群对蛋白质的需求。

❖ **控糖** **补充钙质，稳定血糖。** 糖尿病患者经常饮用牛奶，可补充钙质，也可稳定血糖，缓解病情。

❖ **减脂** **胆固醇含量较低。** ①牛奶同其他许多动物性食物相比，其胆固醇含量较低，100克牛奶中胆固醇含量为15毫克。②牛奶中含有的某些成分，有助于抑制肝脏制造胆固醇，从而降低体内胆固醇含量。③牛奶中含有的完全蛋白质，非常易于被人体吸收，在一定程度上会满足高脂血症人群对蛋白质的需求。④牛奶中丰富的钙，可与其他元素协同作用，促使机体产生更多能降解脂肪的酶，有预防肥胖的作用。

❖ 这么吃降"三高"

"三高"人群适合饮用脱脂牛奶，并最好在饮用前吃一些面包、馒头等含碳水化合物的食物；也可以饮用发酵或增加了乳酸菌的酸奶，乳酸菌能够清除体内胆固醇和甘油三酯，从而有助于降低血脂。

☘ **营养搭配**

☑	牛奶＋糙米＋红枣	补气养血、健脾胃。
☑	牛奶＋红茶	既补充蛋白质和钙,又能减脂、控糖、降压。
☑	牛奶＋玉米	补钙、减脂、控糖。

1 奶茶 ☑高血压 ☑糖尿病 ☑高脂血症

红茶包1个,脱脂牛奶250克。杯中冲入约1/3杯开水,放茶包入杯中,1~2分钟后提棉线上下搅动。出汤后,将250克脱脂牛奶加入杯中即可。这款饮品含丰富的蛋白质、维生素和矿物质,既是低脂食品,又能为"三高"人群提供多种营养成分。

2 牛奶红枣粥 ☑高血压 ☑高脂血症

红枣3~5颗,洗净;糙米50克,淘洗干净;牛奶250克。红枣、糙米与冷水一起放入锅中,大火煮开后,转小火煮粥。煮至粥半熟时,倒入牛奶,小火煮至粥熟即可。牛奶红枣粥可补气养血、健脾胃。

3 玉米牛奶 ☑糖尿病 ☑高脂血症

玉米粒50克,洗净,沥干水分。将玉米粒与250克牛奶一起放入破壁机中搅拌,再把牛奶玉米汁倒入锅中加热即可。俗称"白色血液"的牛奶与含有丰富谷氨酸的玉米搭配,有助于减脂、控糖。

鸡蛋

维持正常脂质代谢

热量(100克)	每日推荐适量
144 千卡	**1~2** 个

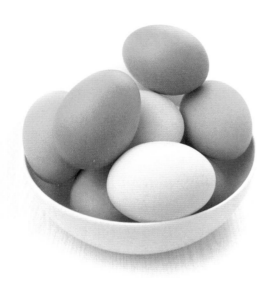

关键营养
(每100克)

蛋白质	★ ★ ★
脂肪	★ ★
碳水化合物	★
维生素B$_2$	★
钙	★ ★
钾	★ ★

❀**降压** **维生素B$_2$可保护血管。**鸡蛋含有较多的维生素B$_2$，有助于分解脂肪、维持脂类正常代谢，可以预防动脉硬化和肥胖症，防治高血压等心血管疾病。

❀**控糖** **蛋白质、卵磷脂可保护肝脏。**①鸡蛋中的蛋白质还对肝脏组织损伤有一定的修复功效，蛋黄中的卵磷脂有助于促进肝细胞的再生。②鸡蛋对糖尿病患者的肝脏有很好的保护作用。

❀**减脂** **促进胆固醇的消化，保护神经系统。**鸡蛋中含有丰富的二十二碳六烯酸（DHA）和卵磷脂，不仅可以促进分解胆固醇和中性脂肪的消化吸收，并使之排出体外，促进血液循环，还对神经系统有很大的作用，能健脑益智，可延缓老年人智力衰退。

❀ 这么吃降"三高"

"三高"人群可以吃鸡蛋，但要控制每天摄入鸡蛋的数量，以不超过2个为宜，而且宜相应地搭配蔬菜和水果。

❀ 营养搭配

✅	鸡蛋 + 菠菜	补充蛋白质和膳食纤维。
✅	鸡蛋 + 苦瓜	有利于骨骼、牙齿及血管的健康。
✅	鸡蛋 + 菊花脑	既清热解毒，又补充蛋白质。

经典
调养食谱

1 菠菜炒蛋 ✅高血压 ✅糖尿病 ✅高脂血症

菠菜100克，择洗干净，切段；鸡蛋1个，打散，搅匀。油锅烧热，倒入鸡蛋，炒散，待鸡蛋成形后，盛出。油锅烧热，放菠菜翻炒至蔫，加入鸡蛋，调入盐，翻炒至熟即可。菠菜和鸡蛋同食，可补充蛋白质和膳食纤维，还可预防"三高"患者贫血。

2 韭菜鸡蛋饼 ✅高血压 ✅高脂血症 ✅糖尿病

韭菜100克，洗净，切碎；鸡蛋1个，打入韭菜碎中，调入盐，搅拌均匀。油锅烧热，倒入韭菜鸡蛋液，煎至两面金黄即可。韭菜有补肾壮阳、润肠通便的功效，与鸡蛋同食，可行气活血，有助于血液循环。

3 菊花脑鸡蛋汤 ✅高血压 ✅糖尿病 ✅高脂血症

菊花脑50克，洗净；鸡蛋1个，打散。锅内加适量清水，放入菊花脑，烧开后滑入蛋液，搅拌均匀，调入盐、香菜调味即可。菊花脑可清热、解毒，与鸡蛋搭配，既能清热，又可补充必要的优质蛋白质。

鹌鹑蛋

保护血管，稳压控糖

热量(100克)	每日推荐适量
160 千卡	**3~5** 个

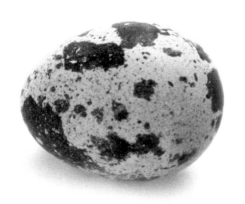

关键营养
（每100克）

蛋白质	★★★
脂肪	★★
碳水化合物	★
钙	★★
钾	★★
B族维生素	★★

❖降压 **保护血管壁。** 鹌鹑蛋含有可帮助降低血压的芦丁等物质，从而减少血管脆性和降低血管通透性，保护血管壁。

❖控糖 **缓解水肿，控制体重。** 鹌鹑蛋中的B族维生素可缓解糖尿病引起的水肿及胃肠病痛，还可辅助人体三大能量的代谢，帮助肥胖的人控制体重。

❖减脂 **防止血栓和动脉硬化。** 鹌鹑蛋中的卵磷脂含量比鸡蛋高。卵磷脂可防止血栓形成，保护血管壁，还有助于将多余的胆固醇和中性脂肪排出体外，防止动脉硬化。

❖ 这么吃降"三高"

由于鹌鹑蛋个头小，处理起来费时费力，故多用来煮食，而煮食也能很好地保留其营养成分，适合"三高"人群。

❈ 营养搭配

✓	鹌鹑蛋＋牛奶	营养丰富,是胃弱体虚者的理想膳食。
✓	鹌鹑蛋＋虾仁	富含蛋白质。
✓	鹌鹑蛋＋银耳	有强精补肾、益气养血、健脑强身的功效。

经典
调养食谱

1 银耳鹌鹑蛋汤 ✓高血压 ✓糖尿病 ✓高脂血症

干银耳5克,泡发,去蒂,洗净,撕小朵;鹌鹑蛋3~5个,洗净,煮熟。锅中加水,放入银耳,煮至银耳汤变黏稠。鹌鹑蛋剥壳,放入银耳汤中,调入盐即可。鹌鹑蛋与银耳都有补气益血的作用,两者搭配,更符合"三高"人群对营养的需求。

2 虾仁鹌鹑蛋汤 ✓高血压 ✓糖尿病 ✓高脂血症

虾仁100克,去除虾线,洗净,用料酒、盐腌制5~10分钟;鹌鹑蛋3~5个,打散,加盐搅匀。油锅烧热,倒入蛋液滑散,加水,大火煮开。放入虾仁,调入姜末、葱末,煮至虾仁熟。出锅前,可淋适量芝麻油。虾仁鹌鹑蛋汤富含蛋白质,"三高"人群可适量食用。

3 鹌鹑蛋竹荪汤 ✓高血压 ✓糖尿病 ✓高脂血症

竹荪10克,泡发,洗净,切片;香菜洗净,切段;鹌鹑蛋3~5个。锅中放水,烧至水开时,将鹌鹑蛋逐个打入锅中,转小火煮开。放入竹荪片,调入料酒、盐,撒上香菜段即可。竹荪中含有丰富的蛋白质,有活血、健脾、益胃、助消化的作用。

鸡肉

高蛋白、低脂肪肉类

热量(100克)	每日推荐适量
118 千卡	**50~100** 克

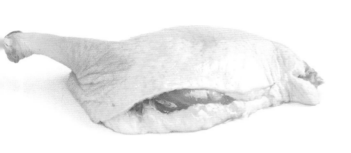

关键营养

（每100克）

蛋白质	★★★
脂肪	★★
碳水化合物	★★
钙	★
钾	★★★
锌	★★

❀降压 **维持体液酸碱平衡，促进钠排出。**鸡肉所含的磷、铜以及钾元素，有助于维持体液酸碱度平衡。鸡翅中含有丰富的骨胶原蛋白，对高血压人群是非常有益的。

❀控糖 **有助于降低血糖浓度。**①鸡肉中钾、氨基酸的含量很丰富，可弥补牛肉、猪瘦肉的不足。②鸡肉中还含有较多的锌元素，可增强肌肉和脂肪细胞对葡萄糖的利用，有助于降低血糖浓度。

❀减脂 **蛋白质易被人体吸收。**鸡肉是典型的高蛋白、低脂肪食物，而且其蛋白质消化率很高，容易被人体吸收利用，可以增强体力，对高脂血症人群的身体有补益作用。

❀ 这么吃降"三高"

鸡肉的脂肪大多存在于鸡皮中，带皮鸡肉与不带皮鸡肉脂肪含量存在非常大的差异。因此对"三高"人群来说，在食用鸡肉时，最好去掉鸡皮。

❀ 营养搭配

✓	鸡肉 + 黑木耳	有益气润肺、凉血止血、减脂的功效。
✓	鸡肉 + 青椒	消除疲劳、减轻压力、预防动脉硬化。
✓	鸡肉 + 百合	清热、降火、补气。

经典
调养食谱

1 鸡肉炒黑木耳 ✓高血压 ✓糖尿病 ✓高脂血症

水发黑木耳20克,去蒂,洗净,撕片;鸡肉150克,洗净,切块。油锅烧热,放入鸡块、姜片翻炒,待鸡肉变色,下黑木耳爆炒。调入盐翻炒片刻即可。鸡肉与黑木耳搭配,有减脂、凉血的功效,适合"三高"人群食用。

2 银耳百合鸡汤 ✓高血压 ✓高脂血症

鸡肉100克,洗净,切块;银耳3克、百合10克,分别泡发洗净。锅中加水、鸡肉、姜片,大火烧开后,撇去浮沫,放入银耳、百合,煲至鸡块、银耳熟烂,调入盐即可。银耳、百合均有清热、降火的功效,与温中补气的鸡肉搭配,营养更为均衡。

3 鸡肉扒油菜 ✓高血压 ✓糖尿病 ✓高脂血症

鸡肉100克,洗净,切块;油菜100克,洗净。油锅烧热,放入葱花爆香,下鸡肉,翻炒片刻,再加入油菜,炒熟后,加盐即可。鸡肉可降低血糖浓度,增强机体对葡萄糖的利用率。油菜富含维生素C,有助于降低人体中胆固醇含量,预防血管硬化,稳定血压。

鸭肉

不饱和脂肪酸含量高

热量(100克)	每日推荐适量
240 千卡	**50~100** 克

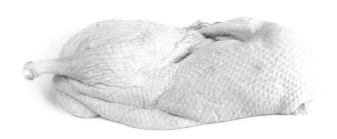

关键营养

（每100克）

蛋白质	★★★
脂肪	★★
维生素A	★★
维生素D	★
钙	★
钾	★★

降压 **改善高血压引起的视力问题。** 鸭肉中的蛋白质、维生素A和维生素D可协同钙等其他元素，起到强化骨骼、增强体质的作用，并可改善高血压引起的视力问题。

控糖 **缓解糖尿病引起的水肿。** ①鸭肉能"滋五脏之阴，清虚劳之热，补血行水，养胃生津"，与其他食物合理搭配，食疗效果更佳，如鸭肉与芡实搭配，可用于缓解糖尿病脾虚水肿。②鸭肉含有较丰富的B族维生素，可以改善糖尿病足和受高血糖侵害的周围神经。

减脂 **辅助血脂异常患者控制体重。** ①鸭肉中的脂肪，主要由不饱和脂肪酸组成，有助于降低胆固醇。②鸭肉的脂肪主要集中于皮下，鸭胸肉含脂肪最少，热量也低。

❈ 这么吃降"三高"

鸭肉中的脂肪大都存储在鸭皮中，"三高"人群食用鸭肉时，最好去掉鸭皮，尽量吃鸭胸肉。另外，最好不要吃鸭肝，鸭肝中胆固醇含量非常高，不利于"三高"人群。

❀ 营养搭配

✅	鸭肉 + 冬瓜	滋阴养肾、清热利尿。
✅	鸭肉 + 海带	保护血管、稳定血压。
✅	鸭肉 + 芡实	滋阴养胃、健脾利水,可缓解糖尿病引起的水肿。

经典
调养食谱

1 鸭肉冬瓜汤 ✅高血压 ✅糖尿病 ✅高脂血症

鸭肉100克,去皮,洗净,切块,焯烫,冲掉血沫;冬瓜200克,去皮、瓤,切片。锅中放水,下鸭肉、姜片,大火煮开后,调入料酒,放入冬瓜片。煲至鸭肉熟烂,调入盐即可。鸭肉能补气益血,冬瓜清热利尿,两者搭配,可清热、滋阴。

2 薏苡仁鸭肉煲 ✅高血压 ✅糖尿病 ✅高脂血症

鸭肉100克,去皮,洗净,切块;薏苡仁50克,洗净,浸泡。将薏苡仁、鸭块、姜片、葱段、料酒同放入锅内,加清水,煲至鸭块、薏苡仁熟烂,调入盐即成。薏苡仁有预防高血压、高脂血症的功效,与鸭肉炖煲,是"三高"人群的理想佳肴。

3 鸭肉烧豆芽 ✅高血压 ✅高脂血症

鸭肉50克,去皮,洗净,切块;豆芽150克,洗净。油锅烧热,放姜片爆香,下鸭肉、豆芽翻炒,调入盐,翻炒至熟即可。豆芽中含有丰富的维生素C,可改善糖尿病引起的周围神经病变症状,也有助于降低血压和胆固醇,搭配鸭肉,适合"三高"人群食用。

牛肉

提高胰岛素合成效率

热量(100克)	每日推荐适量
125 千卡	**50~100** 克

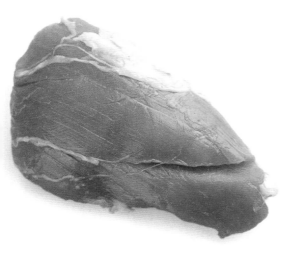

关键营养

（每100克）

蛋白质	★★★
脂肪	★
碳水化合物	★
钙	★★
钾	★★
镁	★★★
锌	★★★
铁	★★★

❀降压 **适合肥胖的高血压人群食用。** 牛肉中所含的镁能维护心血管健康，预防心血管疾病。牛肉中含有较多的人体必需氨基酸，脂肪和胆固醇的含量却较低，适合肥胖、血管硬化、高血压、冠心病患者食用。

❀控糖 **锌提高胰岛素合成效率。** 牛肉是畜肉类中含锌量比较高的肉类。锌除了有助于提高肌肉和脂肪细胞对葡萄糖的利用率，降低血糖浓度外，还可提高胰岛素的合成效率，对控制血糖有一定好处。

❀减脂 **高蛋白低脂肪。** 牛瘦肉和牛里脊肉含较多的蛋白质，脂肪和胆固醇含量低，其他维生素和矿物质含量总体较高，因此高脂血症人群宜选用牛腿肉和牛里脊肉。

❀ 这么吃降"三高"

牛肉可清炖、炒食，也可煲汤。清炖能更好地保存牛肉的营养成分。相对其他部位的牛肉，牛里脊肉或牛腿肉的脂肪含量更低，维生素和矿物质含量则更高。

❀ 营养搭配

✓	牛肉＋白萝卜	补虚、益气、助消化。
✓	牛肉＋洋葱	可缓解疲劳、健体提神、保护血管。
✓	牛肉＋青椒	可预防动脉硬化、消除疲劳。
✓	牛肉＋芹菜	有助于稳定血压、调节血脂。

经典
调养食谱

1 芹菜炒牛肉 ✓高血压 ✓糖尿病 ✓高脂血症

牛肉100克，洗净，切丝；芹菜150克，去叶，洗净，切段。油锅烧热，下牛肉丝、姜丝翻炒，烹入料酒，翻炒至牛肉丝完全变色。下芹菜段继续翻炒，调入盐，炒至牛肉丝熟即可。芹菜富含膳食纤维，有助于抑制人体对牛肉中脂肪和胆固醇的吸收，适合"三高"人群食用。

2 青菜炒牛肉丝 ✓高血压 ✓高脂血症

牛肉80克，洗净，切丝；青菜200克，洗净，掰开。油锅烧热，下牛肉丝、姜丝翻炒，至牛肉丝变色，下青菜翻炒。待青菜变软时，调入盐，翻匀即可。青菜含有丰富的膳食纤维，与牛肉搭配，不仅可去除牛肉的腥味，还有助于抑制人体对牛肉中脂肪和胆固醇的吸收。

3 牛肉萝卜汤 ✓高血压 ✓糖尿病 ✓高脂血症

牛肉100克，洗净，切块；白萝卜250克，洗净，切块。锅中放水，下牛肉块、姜丝，大火煮开，撇去浮沫，下白萝卜块，煲至牛肉块熟烂，调入适量盐、醋即可。白萝卜有解腻、通气、助消化的作用，与牛肉搭配，营养更均衡。

兔肉

预防动脉硬化

热量(100克)	每日推荐适量
102 千卡	**50~100** 克

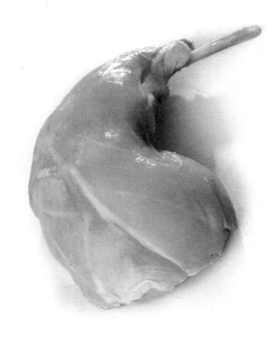

关键营养

（每100克）

蛋白质	★★★
脂肪	★
碳水化合物	★
钙	★★
钾	★★★

❀**降压** **富含卵磷脂，保护血管。**兔肉含有丰富的卵磷脂、烟酸，能保护血管，预防动脉硬化、血栓形成，有维持细胞膜完整、血管壁光滑的作用。

❀**控糖** **适合肥胖型的糖尿病患者食用。**兔肉是一种低脂肪的食物，胆固醇的含量较低，特别适合肥胖型的糖尿病患者食用。

❀**减脂** **胆固醇含量低。**①兔肉含有丰富的蛋白质，脂肪和胆固醇含量却又很低，非常符合"三高"人群对营养的需求，有"荤中之素"之称。②其含有大量的卵磷脂和烟酸，有助于体内多余胆固醇的排出。

❀ 这么吃降"三高"

兔肉可煎、炒、炸、蒸，也可红烧、红焖、清炖。蒸、清炖兔肉时口味清淡，最适合"三高"人群食用。兔肉在煎、炒、炸、烧、焖的过程中，宜少放油、盐、糖等调料。

❀ 营养搭配

✅	兔肉 + 红枣	*滋阴养血、补中益气。*
✅	兔肉 + 黄瓜	*补气益血、清热祛火。*
✅	兔肉 + 枸杞子	*补肾益气,对腰酸背痛有一定缓解作用。*

经典
调养食谱

1 兔肉红枣汤 ✅高血压 ✅高脂血症

兔肉200克,洗净,切块;红枣50克,洗净。锅中放水,下兔肉、姜片;大火煮开,撇去浮沫;下红枣,煲至兔肉块熟烂;调入适量盐、料酒即可。兔肉和红枣搭配,具有滋阴养血、补中益气的功效,适合气血不足的高血压、高脂血症患者。

2 黄瓜炒兔肉 ✅高血压 ✅糖尿病 ✅高脂血症

兔肉200克,洗净,切块;黄瓜1根,洗净,切片。油锅烧热,放姜片爆香,下兔肉、黄瓜翻炒,调入盐,翻炒至熟即可。黄瓜可稳定血糖,兔肉更是低脂肉类,二者搭配有助于补气益血、清热祛火,适合"三高"人群经常食用。

3 兔肉枸杞子汤 ✅高血压 ✅糖尿病 ✅高脂血症

兔肉250克,洗净,切块;枸杞子30克,洗净。锅中放水,下兔肉、姜片;大火煮开,撇去浮沫,煲至兔肉块熟烂;加入枸杞子,调入适量盐,稍炖即可。兔肉和枸杞子搭配,适合经常腰酸背痛的"三高"人群食用。

黄鳝

调节糖代谢，降胆固醇

热量(100克)	每日推荐适量
89 千卡	**50** 克

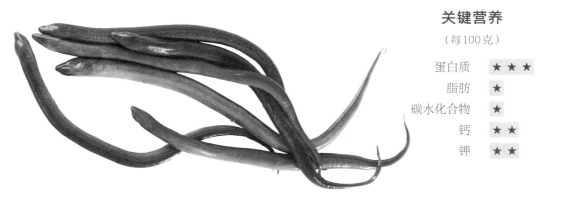

关键营养

（每100克）

蛋白质	★★★
脂肪	★
碳水化合物	★
钙	★★
钾	★★

❀降压 **预防心脑血管疾病。**黄鳝所含的卵磷脂有助于降低血管中多余的胆固醇，有效预防高血压、动脉硬化等心脑血管疾病。

❀控糖 **有助于调节糖代谢。**①黄鳝中含有的营养物质，具有显著的调节糖代谢的作用。②它所含的蛋白质丰富而脂肪极少，很适合糖尿病患者食用。

❀减脂 **DHA可降低胆固醇、甘油三酯的含量。**黄鳝中含有丰富的DHA，有助于降低血液中胆固醇、甘油三酯的含量。

❀ 这么吃降"三高"

黄鳝可炒食、烧食、涮火锅，也可煲汤。对"三高"人群来说，无论是炒食、烧食，还是煲汤，对身体健康都极为有益。

❀ 营养搭配

✓	黄鳝+薏苡仁	有助于调节血糖。
✓	黄鳝+芹菜	稳定血压。
✓	黄鳝+莲藕	补充蛋白质、磷、铁等营养素。
✓	黄鳝+红枣	滋阴补血。

经典
调养食谱

1 黄鳝薏苡仁汤 ✓高血压 ✓糖尿病 ✓高脂血症

薏苡仁50克，淘洗干净；黄鳝100克，去内脏，洗净，放入热水中烫去黏液，切段，用葱、姜、料酒腌20分钟。将薏苡仁与适量清水一起放入锅中，煮至薏苡仁将熟时，放入黄鳝，黄鳝熟后，调入适量盐调味即可。薏苡仁与黄鳝煲汤，可调节血糖，对糖尿病引起的虚劳、筋骨软弱有补益作用。

2 黄鳝猪瘦肉汤 ✓高血压 ✓糖尿病 ✓高脂血症

黄鳝150克，去内脏，洗净，放入热水中烫去黏液，切段；猪瘦肉100克，切丝。黄鳝段、猪瘦肉丝焯1~3分钟，洗去血沫。锅中放水，放入黄鳝段、猪瘦肉丝、姜片、红枣、枸杞子、党参，煲2小时，用盐调味即可。黄鳝与猪瘦肉搭配，可滋阴补血，对"三高"引起的筋骨酸痛、精神疲倦有一定缓解作用。

3 青椒炒黄鳝 ✓糖尿病 ✓高脂血症

黄鳝200克，去头尾，洗净，切片，用适量盐、料酒拌匀，腌制10分钟；青椒2个，洗净，切块。油锅烧热，爆香姜丝，倒入黄鳝片翻炒，盛起待用。油锅烧热，将姜丝、蒜、花椒炒香，放入青椒块、黄鳝翻炒，再加入料酒、盐、酱油、白胡椒粉翻炒入味即可。黄鳝有补中益气、养血固脱、除风湿和稳定血糖水平等功效，青椒有温中除湿的功效，但慢性胃溃疡患者应少吃青椒。

三文鱼

热量(100克)	每日推荐适量
139 千卡	**100~150** 克

预防心血管疾病

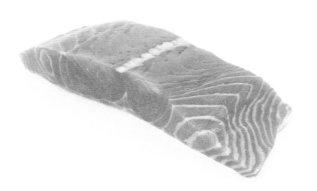

关键营养

（每100克）

蛋白质	★★★
脂肪	★★
钙	★★
钾	★★
铁	★★
镁	★★

降压　**补脑健脑，辅助降压。**三文鱼中富含不饱和脂肪酸，而且含有丰富的亚麻酸、亚油酸，不仅有助于补脑、健脑，还可合成前列腺素，有助于降压。

控糖　**改善人体胰岛功能。**①亚麻酸和亚油酸有促进甘油三酯、皮质醇等脂肪代谢的作用。②三文鱼中所含的$\omega-3$不饱和脂肪酸，可改善人体胰腺功能，预防2型糖尿病。

减脂　**预防心脑血管并发症。**三文鱼含有较为均衡的维生素和矿物质，是钙、铁、镁、锌、磷等矿物质的良好来源，高脂血症人群常吃三文鱼，能有效降低血脂和胆固醇，有助于防治心血管疾病。

❀ 这么吃降"三高"

三文鱼可生食、煎炸，也可炒食。但由于高温会破坏三文鱼中虾青素的抗氧化性，所以生食最有营养。如果三文鱼不够新鲜，这样的鱼肉不建议生食，可采用蒸、煮等方法。

❀ 营养搭配

✓	三文鱼＋菠菜	可补充维生素C，达到营养平衡。
✓	三文鱼＋洋葱	改善胰腺功能，适合糖尿病患者食用。

经典
调养食谱

1 香煎三文鱼 ✓高血压 ✓糖尿病 ✓高脂血症

三文鱼150克，用葱、姜、盐腌制20~30分钟。油锅烧热，放入三文鱼，小火慢煎至两面金黄，且鱼肉熟透，盛出。淋适量柠檬汁，撒上蒜蓉即可。三文鱼含有丰富的不饱和脂肪酸，能有效降低血脂和胆固醇，是高脂血症、较肥胖的高血压和糖尿病人群的理想膳食。

2 清蒸三文鱼 ✓高血压 ✓糖尿病 ✓高脂血症

三文鱼150克，用姜、盐、料酒、葱腌制20~30分钟后，蒸5分钟即可。清蒸三文鱼既保存了三文鱼的营养，又没有太高的热量，非常适合"三高"人群食用。

3 三文鱼手卷 ✓高血压 ✓糖尿病 ✓高脂血症

三文鱼150克，去皮，切成小薄片。海苔4张，平铺开，在海苔一角放上苦苣，并在苦苣上摆好三文鱼片。将海苔卷成圆锥状，用熟米粒粘好，蘸取芥末或食醋食用。新鲜的三文鱼生食，营养最为丰富，完美地保留了三文鱼的营养。

鳕鱼

保护心血管系统

热量(100克)	每日推荐适量
88 千卡	**80~150** 克

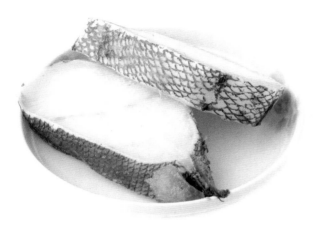

关键营养

（每100克）

蛋白质	★★★
脂肪	★
维生素A	★★★
维生素D	★★★
钙	★★★
钾	★★
镁	★★
磷	★★

❀降压 **保护心脑血管，预防高血压。** 鳕鱼中含有的镁和磷，可帮助维持胰岛素正常分泌，平衡血糖浓度，保护心血管，这对预防高血压有着重要意义。

❀控糖 **维持胰岛素正常分泌。** 鳕鱼中的矿物质钙，可维持胰岛素正常分泌，平衡血糖浓度；硒有助于促进葡萄糖在体内的运转，帮助稳定血糖水平。

❀减脂 **富含不饱和脂肪酸。** ①鳕鱼含丰富的不饱和脂肪酸，有助于降低血脂。②鳕鱼的鱼肝油中既含丰富的维生素A和维生素D，又含丰富的脂肪酸，同时兼有鱼油和鱼肝油的功效，对降低胆固醇、降血脂有一定的帮助。

❀ 这么吃降"三高"

鳕鱼可清蒸，可炖汤，也可煎食。对"三高"人群来说，煲汤或清蒸因摄入油脂较少，更为适合。

✿ 营养搭配

✓	鳕鱼 + 草菇	保护心脑血管,降压减脂。
✓	鳕鱼 + 蒜	降低血液中的胆固醇,口味鲜香。
✓	鳕鱼 + 西蓝花	防癌、降压、控糖。

经典
调养食谱

1 清蒸鳕鱼 ✓高血压 ✓糖尿病 ✓高脂血症

鳕鱼150克,洗净,切块,加料酒、盐、葱、姜腌20~30分钟。腌好后放入蒸锅中,中火蒸5分钟,取出,撒上香菜段即可。清蒸鳕鱼更易被人体消化吸收,适合"三高"人群食用。

2 蒜香鳕鱼汤 ✓高血压 ✓糖尿病 ✓高脂血症

鳕鱼150克,洗净,切块,用盐、料酒腌20~30分钟。油锅烧热,放鳕鱼块、蒜蓉,小火慢煎至鱼表面微黄。倒入适量清水,调入盐,煮开,撒上芹菜碎即可。蒜、芹菜与鳕鱼搭配,口味鲜香,且富含优质蛋白质,有利于"三高"人群的健康。

3 草菇炖鳕鱼 ✓高血压 ✓糖尿病 ✓高脂血症

鳕鱼150克,洗净,切块;草菇100克,洗净,去蒂,切两半。油锅烧热,改小火,下鳕鱼块、姜丝,煎至鳕鱼块两面微黄,盛出。油锅烧热,下草菇、葱末翻炒片刻,倒入适量清水,调入盐、蒸鱼豉油,下煎好的鳕鱼块,不要翻动,煮开后,略微翻动,盛出。撒上香菜碎即可。草菇炖鳕鱼对糖尿病患者的心血管系统有很好的保护作用。

柚子

降低血液黏稠度

热量(100克)	每日推荐适量
42 千卡	**100** 克

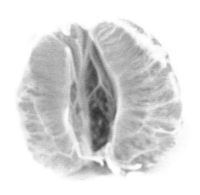

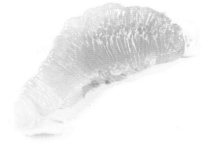

关键营养
（每100克）

碳水化合物	★★
膳食纤维	★★
钾	★★
维生素C	★★★
铬	★

❧降压 **预防脑卒中。**柚子含有生理活性物质柚皮苷等，可降低血液的黏稠度，促进血液循环，减少血栓发生的概率，预防脑卒中的发生。

❧控糖 **有助于控制血糖。**新鲜的柚子肉中含有作用类似于胰岛素的成分铬，有助于稳定血糖水平。

❧减脂 **保护血管壁。**①柚子中含有大量的维生素C和果胶，有助于降低血液中的胆固醇，减缓动脉壁的老化。②柚子富含膳食纤维，有助于降低血脂。

❧ 这么吃降"三高"

柚子可生食，也可榨汁，还可炖肉。对"三高"人群来说，要想最大限度地保留柚子中的营养，更宜生食。

❀ 营养搭配

✓	柚子＋西红柿	低热量、低糖，保护血管。
✓	柚子＋蜂蜜	清热解毒，补充维生素。
✓	柚子＋鸡肉	补中益气，清除体内自由基。

经典
调养食谱

1 西红柿柚子汁 ✓高血压 ✓糖尿病 ✓高脂血症

西红柿1个，洗净，切块；柚子4瓣，去皮，去白色薄膜，切块。将西红柿和柚子放入榨汁机，加水榨汁即可。这款饮品低糖、低热量，适合"三高"人群饮用。

2 柚子蜜饮 ✓高血压 ✓高脂血症

柚子4瓣，去皮，去白色薄膜，切块，放入榨汁机，加水榨汁即可。柚子中含有丰富的钾、维生素C，含钠少，因此这款饮品是高血压、高脂血症人群的调养饮品。

3 柚子炖乌鸡 ✓高血压 ✓糖尿病 ✓高脂血症

柚子4瓣，去皮，去白色薄膜，切块；乌鸡肉洗净，切块。柚子、乌鸡与姜一起下炖盅，加水，加盖隔水炖3小时即可。进饮时再放盐。乌鸡和柚子同炖，有抗氧化的作用，可清洁人体血液中的垃圾。

猕猴桃

血压、血糖天然调节剂

热量(100克)	每日推荐适量
61 千卡	**100** 克

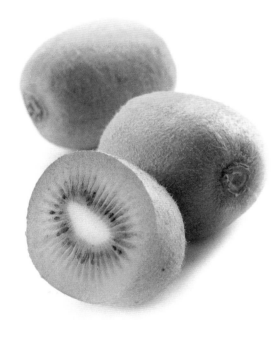

关键营养

（每100克）

蛋白质	★
脂肪	★
碳水化合物	★★
维生素C	★★★
膳食纤维	★
钾	★★

❀降压 **调节血液凝结功能。** 猕猴桃含有的营养物质，能有效延缓血液凝结，进而可延缓血栓形成，有助于降低动脉硬化、高血压、冠心病等心血管疾病的发病率。

❀控糖 **肌醇调节糖代谢。** 猕猴桃含有丰富的肌醇，是天然糖醇类物质，可调节糖代谢，对防治糖尿病很有益处。

❀减脂 **维生素C含量丰富，可维持血管弹性。** 猕猴桃含有丰富的维生素C，有超强的抗氧化功能，有助于维持机体代谢，维持血管弹性，是高脂血症人群较为理想的水果。

❀ 这么吃降"三高"

猕猴桃可生食，也可榨汁，还可与蔬菜搭配做成沙拉。对"三高"人群来说，生食、榨汁食用能最大限度地保留猕猴桃中的营养，对身体健康更为有益。不过，久放的猕猴桃糖分增高，不建议糖尿病患者多食。

❀ 营养搭配

✅   猕猴桃＋苹果   富含维生素，抗氧化，保护血管。

✅   猕猴桃＋酸奶   补充维生素和蛋白质。

经典
调养食谱

1 猕猴桃苹果薄荷汁 ✅高血压 ✅糖尿病 ✅高脂血症

猕猴桃100克，洗净，削皮，切块。苹果100克，洗净，去核，切块。薄荷叶2片，洗净。薄荷叶、猕猴桃、苹果一起放入榨汁机，加水榨汁，搅拌均匀即可饮用。猕猴桃富含维生素C，与清凉的薄荷搭配，不仅口味清新，还有益于降低"三高"。

2 猕猴桃蜜饮 ✅高血压 ✅高脂血症

猕猴桃100克，去皮，切块，放入搅拌器中，加水、蜂蜜搅打成汁即可。猕猴桃蜜饮可清热解毒、抗氧化，有益于稳定情绪，促进心血管健康。

3 猕猴桃酸奶饮 ✅高血压 ✅糖尿病 ✅高脂血症

猕猴桃100克，去皮，切块，与200毫升酸奶一起放入搅拌器中，滴入适量柠檬汁搅拌均匀即可。猕猴桃酸奶饮含有丰富的维生素和蛋白质，营养丰富，且具有抗氧化作用，很适合"三高"人群作为加餐食用。

樱桃

抗氧化效果佳

热量(100克)	每日推荐适量
46 千卡	**50~100** 克

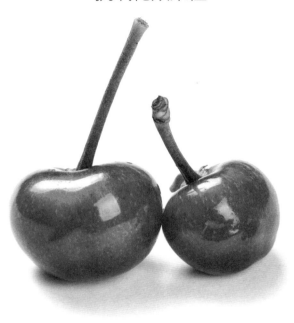

关键营养

（每100克）

蛋白质	★
脂肪	★
碳水化合物	★★
维生素E	★★★
膳食纤维	★
钾	★★

❧**降压** **富含钾和维生素E。**①樱桃中含有丰富的钾元素，对高血压症状有缓解作用。②樱桃中含维生素E，有抗氧化作用，可预防心血管系统疾病。

❧**控糖** **升糖指数低。**樱桃口感甜爽，含糖量不高，其升糖指数为22，能辅助稳定血糖，非常适合糖尿病患者食用。

❧**减脂** **改善血管弹性。**樱桃中含一种叫花青素的物质，这种物质具有抗氧化作用，可改善血管弹性，有效预防或缓解高脂血症对血管带来的伤害。

❧ 这么吃降"三高"

樱桃可直接食用，也可榨汁、制作樱桃醋、煮粥，对降"三高"都有益。

✿ 营养搭配

☑ 樱桃+桂圆+枸杞子   补肝益血。

☑ 樱桃+西米   有助于控糖、减脂。

☑ 樱桃+银耳   养阴滋阴、补中益气。

经典
调养食谱

1 樱柠苏打水 ☑高血压 ☑糖尿病 ☑高脂血症

樱桃100克,洗净,去蒂、核,与200毫升苏打水、适量柠檬汁同放入榨汁机榨汁。樱桃与柠檬搭配,钾元素含量丰富,有助于平衡高血压、高脂血症人群的体液酸碱度,对稳定血糖也有益。

2 樱桃桂圆汤 ☑高血压 ☑高脂血症

樱桃20克、适量枸杞子分别洗净;桂圆3~5颗,去壳。樱桃、枸杞子与桂圆肉加水,大火烧开后,改小火煮至桂圆、枸杞子膨胀即可。樱桃桂圆汤有补中益气、养肝补血的功效,也有助于降低血压。

3 樱桃银耳桂花汤 ☑高血压 ☑高脂血症

樱桃100克,去蒂,洗净;银耳3克,泡发,洗净,去蒂,撕成小朵。樱桃与银耳一起入锅中,加水烧开,放入桂花,改小火慢煮。待银耳熟烂,盛出即可食用。樱桃与滋阴养血的银耳搭配,可补中益气、强身健体。

草莓

稳定血糖助消化

热量(100克)	每日推荐适量
32 千卡	**50~100** 克

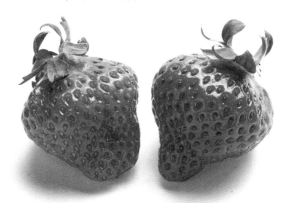

关键营养
（每100克）

碳水化合物	★
膳食纤维	★
胡萝卜素	★ ★ ★
钾	★ ★
镁	★ ★
磷	★

❖降压　**有助于维持体内酸碱平衡。**①草莓中的胡萝卜素能转化为维生素A，对动脉硬化、高血压、冠心病等病症具有良好的防治功效，还能保护机体黏膜。②草莓含有的维生素、镁、磷等物质，有助于体内酸碱平衡，并能促进人体细胞及抗体的形成。

❖控糖　**缓解餐后血糖迅速上升。**①草莓热量较低，可缓解餐后血糖迅速上升，不会增加胰腺的负担。②其含有的维生素和矿物质有辅助控糖的功效。③草莓中的胡萝卜素能转化为维生素A，可预防糖尿病引起的眼部病变。

❖减脂　**助消化，有利于减脂。**草莓中含有丰富的果酸和果胶，可分解食物中的脂肪，有助于消化，并有刺激肠胃蠕动的作用，有助于体内多余胆固醇的排出。

❖ 这么吃降"三高"

草莓可直接食用，也可榨汁，还可与全谷物同煮熬粥。不论哪一种食用方法，对降"三高"都是有益的。

✿ 营养搭配

✓	草莓+牛奶	营养丰富，有清凉解渴、养心安神的功效。
✓	草莓+橙子	补充维生素，有益于体内酸碱平衡。
✓	草莓+麦片	有降压和减脂的功效。

经典
调养食谱

1 草莓酸酪 ✓高血压 ✓高脂血症

草莓100克，洗净，切成块；苹果100克，洗净，去皮、核，切丁。草莓与苹果放入搅拌机，搅成糊状。将草莓苹果糊倒入酸乳酪中，搅匀即可。草莓酸酪中维生素与优质蛋白质完美搭配，有刺激食欲、开胃的作用。

2 橙子草莓汁 ✓高血压 ✓高脂血症

橙子150克，去皮，掰成瓣；草莓100克，洗净，去蒂，切块。将橙子、草莓与适量凉白开一起放入榨汁机中，榨汁即可。橙子、草莓都富含维生素C，具有强抗氧化作用，两者搭配，有助于降压、减脂，但含果糖较多，糖尿病患者不建议多吃。

3 草莓汁 ✓高血压 ✓糖尿病 ✓高脂血症

草莓200克，洗净，去蒂，切块。放入榨汁机中，加水榨汁即可。用新鲜草莓榨汁基本保留了草莓的营养，不仅有助于控糖、减脂、降压，还可以美白润肤。

苹果

缓解餐后血糖上升过快

热量(100克)	每日推荐适量
53 千卡	**100** 克

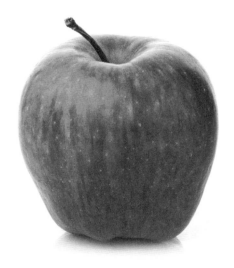

关键营养

（每100克）

蛋白质	★
脂肪	★
碳水化合物	★★
膳食纤维	★
钾	★★★
铬	★

❖降压 **排出体内过多的钠，保护血管。** ①苹果中含有丰富的钾，可与体内过多的钠结合并排出体外，从而降低血压。同时，钾还能有效保护血管，降低脑卒中的发生率。②苹果中含有大量的黄酮类物质，可抑制低密度脂蛋白氧化，预防动脉硬化。

❖控糖 **微量元素调节血糖。** ①苹果中含有丰富的果胶和微量元素，有维持血糖稳定、延缓血糖上升的功效。②其所含的铬，具有类似胰岛素的作用，能缓解高血糖所带来的危险。

❖减脂 **黄酮类物质抑制血小板聚集，降低血液黏稠度。** 苹果中的黄酮类物质有助于降低血液黏稠度，减少血栓形成，预防心脑血管疾病的发生，还能有效降低胆固醇。所以适量吃苹果，对防治血脂异常有一定作用。

❖ 这么吃降"三高"

苹果可直接食用，也可与西红柿、芹菜等果蔬搭配榨汁饮用，对预防心血管疾病有一定的作用。

❀ 营养搭配

✔	苹果+柠檬	补充钾、维生素和膳食纤维。
✔	苹果+银耳	润肺止咳、润肠通便。
✔	苹果+芦荟	生津止渴、健脾益肾、润肺、通便。
✔	苹果+牛奶	清凉解渴、生津除热。

经典
调养食谱

1 苹果柠檬芹菜汁 ✔高血压 ✔糖尿病 ✔高脂血症

苹果200克、柠檬30克分别洗净，去皮，切块；芹菜100克洗净，切段。将柠檬、苹果、芹菜一起榨汁即可。柠檬、苹果中含有丰富的钾，可以排出人体血液中的钠，芹菜含丰富的膳食纤维，有利于降"三高"。

2 苹果石榴饮 ✔高血压 ✔高脂血症

苹果100克，洗净，去皮、核，切块；石榴100克，去皮。将苹果块、石榴子一起放入锅中，加水煎煮，代茶饮用。苹果中有丰富的果胶、微量元素，与具有抗氧化作用的石榴搭配，可有效清除血液内杂质，有助于降压、减脂。

3 紫甘蓝苹果汁 ✔高血压 ✔糖尿病 ✔高脂血症

紫甘蓝100克，洗净，切碎；苹果100克，洗净，去核，切块。将紫甘蓝与苹果放入榨汁机中，榨汁即可。紫甘蓝含有丰富的膳食纤维，可减少苹果中果糖对血糖的影响，适合糖尿病患者饮用。紫甘蓝苹果汁有清热、降火的作用，高血压、高脂血症人群也可适当饮用。

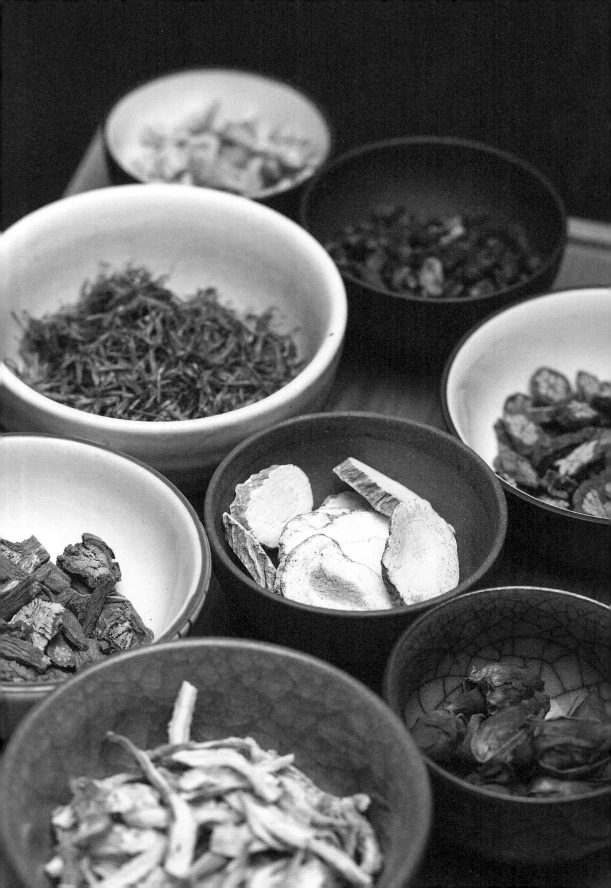

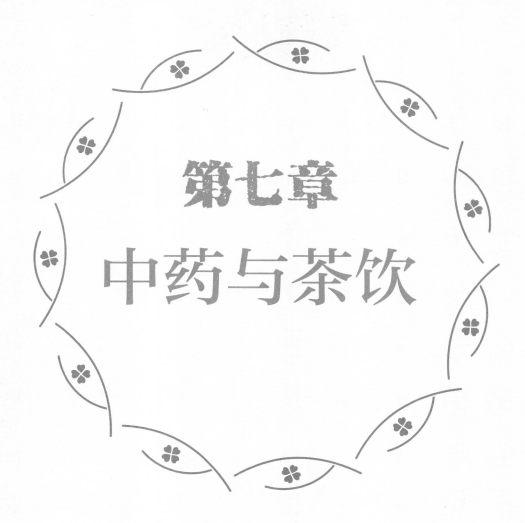

第七章
中药与茶饮

黄芪

双向调节血压

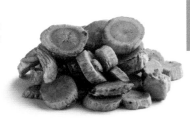

每日推荐适量（克）**15~30**

降压 **双向调节血压。**黄芪中含有活性成分，对血压有双向调节作用。用量少时，可升血压；用量大时，则降血压。治疗高血压时，黄芪用量往往在30克以上，高血压伴随气虚兼血瘀症状者，还可适当加量。

控糖 **增加胰岛素敏感性。**①黄芪有增加胰岛素敏感性和控制血糖的作用。②黄芪含有丰富的氨基酸，既可药用，也可以日常配菜食用，补充营养。

减脂 **黄芪多糖控制血糖，减少腹部脂肪。**黄芪中含有的黄芪多糖，不仅可控制血糖，还可以减少腹部脂肪，对高脂血症患者减肥有一定效果。

♣ 搭配建议

✓	黄芪 + 山药	能强健脾胃，加强营养。
✓	黄芪 + 葛根	可用于高血压、糖尿病患者。
✓	黄芪 + 淮山	益气生津、健脾补肾。

黄芪淮山茶 ✓ 高血压 ✓ 糖尿病 ✓ 高脂血症

黄芪片、淮山片各30克同入锅中，加水熬煮30分钟左右，取汁。锅中加适量清水继续熬煮。可煮3次，去渣，将3次黄芪淮山水混合，代茶饮用。黄芪淮山茶有益气生津、健脾补肾的作用，适合"三高"人群饮用。

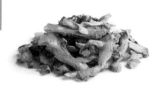

玉竹

每日推荐适量（克）**10**

增加胰岛素敏感性

❀降压 **改善血液循环。** 玉竹含强心苷、胡萝卜素、烟酸及维生素C、维生素B_1等成分，能改善高血压、冠心病、心绞痛等症状。

❀控糖 **提高胰岛素敏感性。** 玉竹挥发油中含有丰富的生物碱，可增加胰岛素敏感性，并抑制肠道中的糖苷酶，有缓解餐后血糖快速升高，预防心脑血管疾病的作用。

❀减脂 **有助于减脂、扩张血管。** 玉竹中的黄酮类物质,有减脂、扩张血管、促进血液循环的功效。

❀ 搭配建议

✅	玉竹＋沙参	缓解肺胃燥热。
✅	玉竹＋天花粉＋山药＋生地黄	滋阴清热、生津止渴。
✅	玉竹＋荞麦	缓解糖尿病患者出现的烦渴、口干等症状。
✅	玉竹＋豆腐	增强血液循环,可消除疲劳。

玉竹沙参鱼尾汤 ✅高血压 ✅糖尿病 ✅高脂血症

鱼尾1个, 去鳞, 洗净, 用盐与料酒腌制30分钟。玉竹、沙参各10克加水同入锅中, 小火煮至水开, 继续煮10~30分钟, 不要关火。油锅烧热, 放鱼尾、姜丝, 小火慢煎至鱼表面微黄,关火。取鱼尾,放入玉竹沙参锅中,煮至鱼熟, 盛出, 吃鱼饮汤。此汤有滋阴益肾、清热祛湿的功效。

葛根

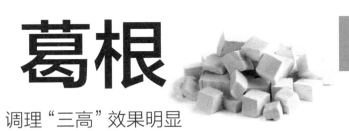

调理"三高"效果明显

♣降压 **葛根中含有的物质具有扩张末梢血管的作用。**①葛根中的成分可扩张末梢血管，有助于降低血压。②富含的钾能够缓解过量摄入的钠对人体的损害，有助于降低血压。

♣控糖 **葛根素可降血糖。**葛根中含有的葛根素有明显的降血糖作用，非常适合帮助糖尿病患者稳定血糖。

♣减脂 **黄酮类物质有助于降血脂。**葛根中所含的黄酮类物质有降血脂作用，能降低血清胆固醇和甘油三酯，预防心脑血管疾病。

♣ 搭配建议

✓	葛根＋荞麦	调节血脂，预防心脑血管疾病。
✓	葛根＋山楂	有生津止渴、活血化瘀的作用。

葛根山楂饮 ✓ 高血压 ✓ 糖尿病 ✓ 高脂血症

葛根粉5~10克，与15克山楂干用沸水冲服，每日3剂，连服30日。葛根与山楂搭配，能活血化瘀、燥湿化痰，特别适用于"三高"人群。

每日推荐适量
（克） **15~30**

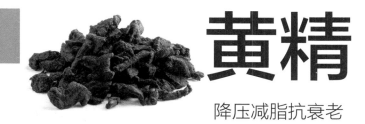

黄精

降压减脂抗衰老

✿降压 **增强人体免疫力。** 黄精有助于降低血压，并具有明显的抗菌和抗病毒作用，能提高人体免疫力，增强体内超氧化物歧化酶的活性，延缓机体衰老。

✿控糖 **黄精所含的多糖有助于保护身体器官和组织。** ①黄精中的多糖，有助于降低血糖，可以有效保护糖尿病引起受损的器官和组织。②其所含的多糖具有较强的抗疱疹病毒活性。

✿减脂 **甾体皂苷类物质能辅助治疗心脑血管疾病。** ①黄精中甾体皂苷类物质能改善记忆力，对心脑血管疾病有一定的辅助治疗作用。②其所含的黄酮类物质，有助于降血脂，可改善动脉硬化症状，预防心血管疾病。

✿ 搭配建议

✓	黄精 + 鸡肉	补中益气、润肺补肾。
✓	黄精 + 荞麦	滋养脾胃，对阴虚肺燥、脾胃虚弱有辅助治疗作用。
✓	黄精 + 排骨 + 红枣	有补中益气、强筋健骨的功效。

黄精粥 ✓ 高血压 ✓ 高脂血症

黄精15克洗净，煎水取汁，去渣；粳米50克淘洗干净，放入药汁中，煮熟成粥即可。可根据个人情况加适量冰糖。黄精具有降压减脂的作用，可改善动脉硬化的症状。黄精与粳米搭配，健脾和胃、益气补虚。

何首乌

祛脂效果好

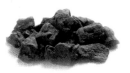

❀减脂 **可有效降低血液中胆固醇含量。**①何首乌中的蒽醌类物质有助于降低胆固醇，提高高密度脂蛋白含量，即提高其携带胆固醇的能力和机体清除胆固醇的能力，对老年人的高脂血症和动脉硬化有防治作用。②何首乌中的物质可祛除附在血管壁上的胆固醇，还能通过对细胞膜的钙离子、镁离子产生影响，清除和降低高脂肪饮食所引起的血液中胆固醇含量，同时还能维持红细胞的正常生理功能。

❀ 搭配建议

✓	何首乌 + 猪肝 + 菠菜	对头昏目眩、体倦乏力、面色萎黄、视物昏暗等症状效果颇佳。
✓	何首乌 + 黑豆 + 枸杞子	补肝肾、降血脂，适用于肝肾虚损、早衰发白及动脉硬化和高脂血症。

首乌茶 ✓ 高脂血症

制首乌（何首乌与黑豆汁拌匀，蒸至内外均呈棕褐色，晒干，称为制首乌）20克研磨成粉，用沸水冲泡，加盖闷20分钟，代茶频饮，每日1剂。首乌茶具有辅助降血脂、减少血栓形成之功效。何首乌可磨粉后冲调服用，可煎水饮用，也可加入菜肴中。

每日推荐适量
（克） **5**

杜仲

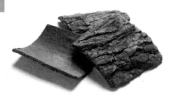

辅助降压减脂

降压 **木脂素具有降低血压的作用。**①杜仲的主要成分木脂素能够降低血压、镇静止痛，并对磷酸二酯酶有抑制作用。而磷酸二酯酶抑制剂可扩张血管，对心脏有一定的保护作用，但不可大量服用。②杜仲中的绿原酸物质，有抗菌、利胆作用，也有助于降压。

减脂 **京尼平苷可分解脂肪。**①杜仲所含的京尼平苷可促进胆汁分泌，有助于分解脂肪，降低血脂。②杜仲所含的物质有明显的利尿作用。③杜仲含有的杜仲糖，以及其他萜类物质有较强的增加免疫蛋白的作用，有助于抗癌、抑癌。

✿ 搭配建议

✔	杜仲＋地黄	降压、减脂、保护血管。
✔	杜仲＋续断	可利腰膝、调经。

地黄杜仲茶 ✔ 高血压 ✔ 糖尿病 ✔ 高脂血症

地黄、杜仲各5克，磨成粉。将地黄杜仲粉与绿茶放一起，用沸水冲泡，闷5分钟即可饮用。地黄有降血糖、抗弥散性血管内凝血的作用，与杜仲搭配，能抵消杜仲所带来的"火气"，更好地发挥降压、减脂的作用。杜仲可煎水服用，也可加入菜品中，煮汤饮用，还可以煎水后煮粥食用。

枸杞子

富含多种活性物质

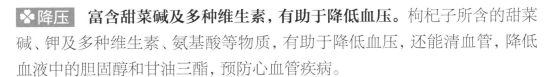

每日推荐适量（克） **10~30**

❀降压 **富含甜菜碱及多种维生素，有助于降低血压。** 枸杞子所含的甜菜碱、钾及多种维生素、氨基酸等物质，有助于降低血压，还能清血管，降低血液中的胆固醇和甘油三酯，预防心血管疾病。

❀控糖 **枸杞子多糖有助于降血糖。** 枸杞子中的多糖，有延缓衰老、抗氧化、抗肿瘤等作用，有助于降血糖，并能调节人体免疫力。

❀减脂 **甜菜碱调节脂质代谢。** ①枸杞子中所含的甜菜碱，可调节脂质代谢，有抗脂肪肝的作用。②枸杞子中的类胡萝卜素是枸杞子的生物活性因子之一，有明目、预防动脉硬化的作用。

❀ 搭配建议

✓ 枸杞子＋红枣　　　补中益气，预防动脉硬化。

枸杞子红枣茶 ✓高血压 ✓高脂血症

枸杞子10克、红枣1~2颗，洗净，用沸水冲泡，闷5~10分钟即可饮用。枸杞子能预防动脉硬化，还具有温补身体的作用；红枣具有补中益气、滋脾胃、润心肺、生津液的功效。枸杞子和红枣可直接食用，也可泡水，或加进菜肴中食用。

每日推荐适量（克） **10**

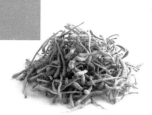

金银花

减脂效果明显

❀降压 **保护心脑血管。** 金银花含有肌醇药用成分，特别是富含绿原酸，具有清热祛暑、生津止渴的功效，对防治高血压、动脉硬化等多种疾病疗效显著。

❀减脂 **减少肠内胆固醇的吸收。** 金银花能减少肠内胆固醇的吸收，降低血浆中胆固醇含量，有辅助减脂的作用，对血脂异常患者疗效显著。

❀ 搭配建议

✔ 金银花 + 菊花　　　　　可以改善感冒发热、头痛咽痛、心烦口渴等症状。

山楂金银花茶 ✔ 高血压 ✔ 糖尿病 ✔ 高脂血症

山楂3~5颗，洗净，去蒂、核，切片；金银花3~5克，洗净。山楂片与金银花一起放入杯中，用沸水冲泡，盖盖闷5~10分钟即可饮用。山楂金银花茶有通经活络、解毒清热的作用，山楂与金银花搭配，降"三高"效果更为明显。金银花常被用来泡茶饮用，也可以加入菜肴中烹煮。

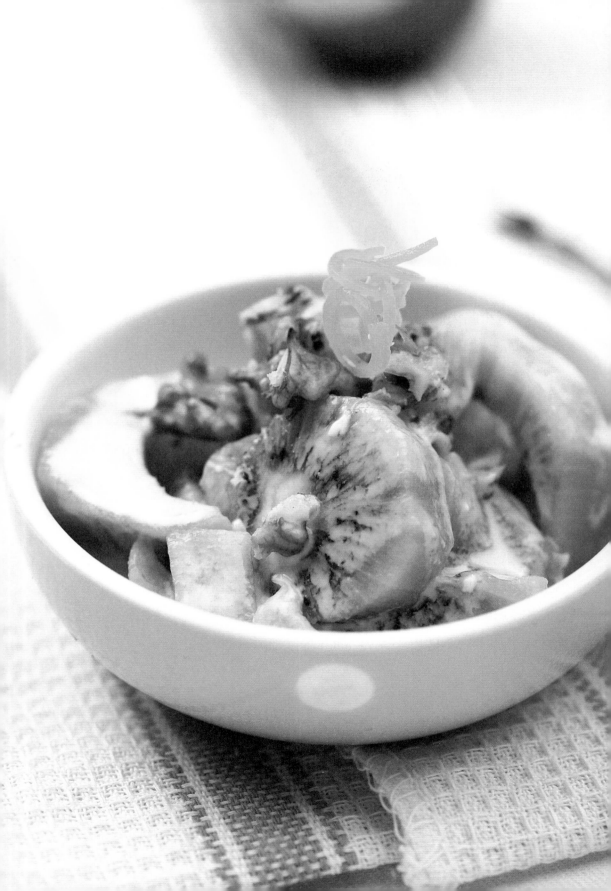

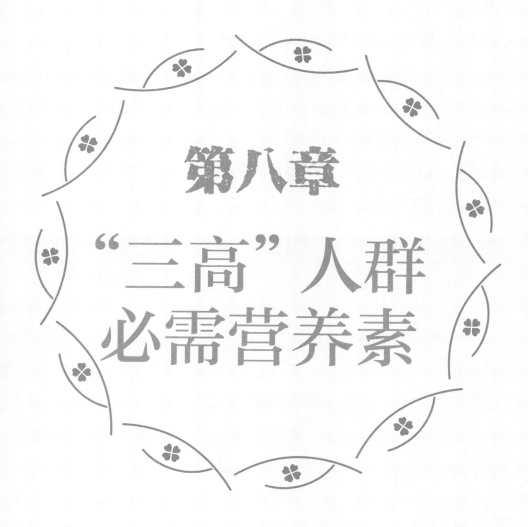

第八章

"三高"人群
必需营养素

碳水化合物

每日推荐适量
55%~65%
（占总能量的百分比）

能量的重要来源

❀控糖 **能量的重要来源，影响血糖水平。** 碳水化合物是能量的重要来源，也是生命细胞结构的主要成分和供能物质，直接影响血糖水平。摄入碳水化合物要适量，控制占总热量的比例。

❀减脂 **调节脂肪代谢，提供膳食纤维。** 碳水化合物亦称糖类化合物，有调节脂肪代谢，提供膳食纤维的重要功能。

❀ 这么吃降"三高"

每天宜保证250~400克谷薯类的摄入，尽量通过少食多餐的形式来摄入。糖尿病患者要尽量少食粥、面条等，严格控制每餐的摄入量。宜用全谷薯类替代50~100克的精细粮食。

❀ 营养搭配

✓	细粮＋蔬菜	弥补碳水化合物中膳食纤维、维生素的不足。
✓	谷薯类＋水果	营养更加均衡。

蘑菇芦笋饼 ✓ 高血压 ✓ 糖尿病 ✓ 高脂血症

蘑菇、芦笋各30克，分别洗净，切丝。油锅烧热，放入芦笋、蘑菇翻炒，盛出。面粉80克，加蘑菇芦笋丝，加适量水、盐，和成面糊。油锅烧热，将面糊倒入锅中，摊平，待成型后，翻面，煎至两面金黄即可。既能补充能量，又能补充膳食纤维，可避免餐后血糖快速升高。

每日推荐适量
1.0~1.2
（克/每千克理想体重）

蛋白质
优质蛋白质降低"三高"发病率

✿降压 **促进钠的排出，保护血管壁。**研究表明，多摄入优质蛋白质，可促进体内钠的排出，保护血管壁，降低高血压的发病率。但蛋白质摄入过多，也可能增加肾脏负担，导致血压升高。因此，应适当摄取蛋白质。

✿控糖 **优质蛋白质补充身体所需营养。**糖尿病患者应根据自身的营养状况、生活需要等因素来决定蛋白质的摄入量，并尽量选择含优质蛋白质的食物。

✿减脂 **优质植物性蛋白质可降低血胆固醇含量。**对血脂异常患者而言，优质植物性蛋白质比动物性蛋白质更有利于身体健康。实验表明，用大豆蛋白质完全替代动物蛋白质，可使血胆固醇含量显著降低。

✿ 这么吃降"三高"

"三高"人群应控制蛋白质摄入量，并尽量多选用高蛋白、低脂肪食物，如鱼肉、鸡肉、兔肉、牛肉、鸭肉、牛奶等。

✿ 营养搭配

- ✓ 高蛋白食物 + 蔬菜　　营养更均衡。
- ✓ 高蛋白食物 + 水果　　营养更全面。

胡萝卜炒鸡肉片 ✓ 高血压 ✓ 糖尿病 ✓ 高脂血症

胡萝卜100克，洗净，切片；鸡肉50克，洗净，切片；香菇1朵，去蒂，洗净，切片。油锅烧热，放鸡肉、姜丝快速翻炒，加胡萝卜片、香菇片翻炒。加适量水，调入盐，焖一两分钟即可。这道菜蛋白质与膳食纤维完美搭配，而且鸡肉脂肪含量较少，适合"三高"人群食用。

膳食纤维

每日推荐适量 （克） **20~35**

吸油减脂，控制血糖

降压 **吸附油脂，预防高血压。**膳食纤维能吸附油脂，阻止其被人体吸收，并能促进胆酸从粪便中排出，减少胆固醇在体内的生成，从而降低血胆固醇的含量，对预防高血压和血脂异常有一定作用。

控糖 **果胶增强胰岛素敏感性。**膳食纤维中的果胶可延长食物在肠内的停留时间，降低葡萄糖的吸收速度，防止餐后血糖急剧上升，还可增强胰岛素敏感性，有利于改善糖尿病患者的病情。

减脂 **降低血脂浓度和血液黏稠度。**膳食纤维可促进体内血脂和脂蛋白的代谢，降低脂类的吸收水平，从而降低血脂浓度和血液黏稠度，保持血管通畅，防止或减缓动脉硬化和心脑血管的病变。

❧ 这么吃降"三高"

每天摄入膳食纤维量以30克左右为宜，"三高"人群可适当增加10克，但不能过多，摄入过多则会影响其他营养素的吸收，并导致腹胀、腹痛等症状，太少则无法起到作用。

❧ 营养搭配

✔	蔬菜＋肉类	营养均衡，减少脂肪、胆固醇等物质的摄入。

清炒白萝卜 ✔高血压 ✔糖尿病 ✔高脂血症

白萝卜200克，洗净，切丝。油锅烧热，下白萝卜丝、姜丝快速翻炒。将熟时，加适量盐调味即可。白萝卜中含有丰富的膳食纤维，并有顺气、健脾胃的作用。

每日推荐适量（毫升）	**1500~1700**

水

喝新鲜白开水

❁ **降压** **利尿排钠。**人的各种生理活动都需要水，水既是体温的调节剂，也是体内的润滑剂。它不但含有矿物质，还可溶解多种营养物质，将身体中的钠排出体外，从而降低血压。

❁ **控糖** **稀释血糖和降低血液黏稠度。**水可以稀释血糖和降低血液黏稠度，将血液中过多的钠和糖分排出体外，预防糖尿病。

❁ **减脂** **分解胆固醇和脂肪。**水可以使血液中的胆固醇和脂肪顺利分解，预防动脉硬化。此外，喝一些含有丰富的钙和镁的碱性水，效果更加理想。

❁ 这么吃降"三高"

高血压、高脂血症患者每次喝水不要太多，水温不可过热或过凉。喝水采取少量多次的方法，最好在清晨起床后、睡前2小时喝一些白开水。

❁ 营养搭配

✓	水＋任何食物	促进营养素吸收与代谢。

山楂红枣香蕉汤 ✓ 高血压 ✓ 高脂血症

山楂100克，去蒂、梗、核，洗净，切片；红枣100克，去核，洗净；香蕉100克，去皮，切片。山楂片、红枣、香蕉片加水煎煮，调入冰糖，稍煮片刻即可。山楂和香蕉有通血脉、降血压的作用，用来煮汤，可补充水分、降压、减脂。

硒

每日推荐适量
（微克）**50~70**

降低血液黏稠度

降压 **保护和修复心脏细胞。**硒是维持心脏正常功能的重要元素，对心脏细胞有保护和修复作用，这对预防心脑血管疾病、高血压、动脉硬化等都有较好的作用。

控糖 **可改善糖尿病患者的症状。**硒是构成谷胱甘肽过氧化物酶的活性成分，它能预防胰岛细胞被氧化破坏，间接保证了胰岛素的分泌，有利于改善糖尿病患者的症状。

减脂 **抑制过氧化脂质产生。**硒是人体必需的微量元素之一，可与维生素E协同作用，有效抑制过氧化脂质产生，有清除胆固醇，减缓血凝速度，改善血脂异常的作用。

♣ 这么吃降"三高"

硒是微量元素，日常生活中合理的饮食就能补充硒元素。若想要提高硒的摄入，可适当增加富含硒的食物的摄入量，如空心菜、香菇、薏苡仁、猪肝等，但不要长期大量食用。

♣ 营养搭配

| ✔ | 硒＋维生素E | 有强抗氧化作用。 |

菠菜猪肝汤 ✔高血压 ✔糖尿病 ✔高脂血症

菠菜150克，择洗干净，切段；猪肝50克，洗净，放开水中焯5分钟左右，冲去表面浮沫，切片。油锅烧热，放猪肝、姜丝快速翻炒，加水。待水开时，放入菠菜段，稍煮片刻，用盐调味即可。猪肝中含有丰富的硒，但同时也含有较多的胆固醇，建议"三高"人群少量食用。

每日推荐适量 **800**
（毫克）

钙

降血压，防血栓

降压 **人体必需的矿物质营养素，降血压。**人体钙量充足时，可以促进尿钠排泄，减少钠对血压的不利影响，有利于控制血压。

控糖 **平稳血糖。**糖尿病患者多尿的特点会导致大量钙流失，易出现钙缺乏症状，从而加重"三高"症状。因此糖尿病患者要大量补钙，以减轻病情。

减脂 **降低血液中胆固醇的浓度。**体内钙离子缺乏，会造成钙内流，导致钙在血管内壁和平滑肌细胞内的反常积贮，引起血管收缩，而充足的钙能降低血液中胆固醇的浓度，从而起到保护心脏的作用。

❀ 这么吃降"三高"

通过饮食方式补充钙质，更适合"三高"人群。每天坚持饮用牛奶，适当多吃一些富含钙质的豆腐、虾皮等食物。

❀ 营养搭配

✓	钙＋维生素D	促进钙质吸收。
✓	钙＋磷	适当的钙、磷比例能促进钙的吸收。

虾皮豆腐汤 ✓ 高血压 ✓ 糖尿病 ✓ 高脂血症

豆腐150克，洗净，切块。锅中加水烧热，放豆腐块，煮至熟，撒上虾皮15克，稍煮片刻，调入盐即可。虾皮、豆腐搭配，既能辅助降"三高"，又能补充钙质。

镁

| 每日推荐适量（毫克） | **300~500** |

提高胰岛素活性

降压 **帮助调节心脏生理功能。**镁是人体中含量仅次于钾的矿物质，它参与体内一系列新陈代谢过程，帮助调节人体心脏活动，降低血压。

控糖 **改善胰岛细胞功能。**镁能改善胰岛细胞的反应，是胰岛素的第二信使；而缺镁会阻断胰岛素各种效应的发挥，干扰细胞代谢的正常进行。

减脂 **限制钠内流，有助于降压减脂。**镁能稳定血管平滑肌细胞膜的钙通道，激活钙泵，排出钙离子，泵入钾离子，限制钠内流。同时镁还能减少应激诱导的肾上腺素的释放，起到降压减脂的作用。

❖ 这么吃降"三高"

中国营养学会建议，成年男性每天需摄入350毫克镁，成年女性需摄入300毫克镁。"三高"人群不必刻意补充镁剂，食补即可。

❖ 营养搭配

| ✓ | 镁 + 钙 | 能促进彼此吸收。 |
| ✓ | 镁 + 磷 | 有利于这两种物质被人体吸收。 |

紫菜南瓜鸡蛋汤 ✓ 高血压 ✓ 糖尿病 ✓ 高脂血症

紫菜10克，洗净；嫩南瓜50克，去皮，洗净，切块；鸡蛋1个，打散成液。油锅烧热，加水适量，放入南瓜块煮15~20分钟。加紫菜，10分钟后加入鸡蛋液，加醋、盐，淋上芝麻油即可。紫菜富含镁，适量嫩南瓜则有助于控糖降压，鸡蛋能增强体质，提高人体抵抗力，适合"三高"人群食用。

铬

每日推荐适量（微克）**50~200**

血糖调节剂

❀**降压**　**有助于预防心血管疾病。**铬在降低胆固醇水平方面发挥着积极的作用，有助于预防及改善动脉硬化、高血压等心血管疾病。

❀**控糖**　**重要的血糖调节剂。**铬是体内葡萄糖耐量因子的重要组成成分，能帮助胰岛素提高葡萄糖进入细胞内的效率，是重要的血糖调节剂，对糖尿病患者有重要的作用。

❀**减脂**　**抑制胆固醇合成。**铬能抑制胆固醇的合成，有降低血清总胆固醇和甘油三酯含量、提高高密度脂蛋白含量的作用，对血管的内环境稳定非常有益。

❀ 这么吃降"三高"

"三高"人群补充铬，可多食一些五谷杂粮，粗细粮搭配，不要食用过多精细的米面。

❀ 营养搭配

✅	铬 + 钙	可稳定控制血糖。
✅	铬 + 锌	协同作用，有稳定血糖、降血压的功效。

玉米粥 ✅高血压 ✅糖尿病 ✅高脂血症

玉米糁100克、大豆粉15克。锅中加水煮沸后，加入玉米糁和大豆粉，熬煮成粥状即可。玉米糁和大豆粉都富含铬，二者搭配食用，可防治血管硬化，是"三高"人群的理想食物。

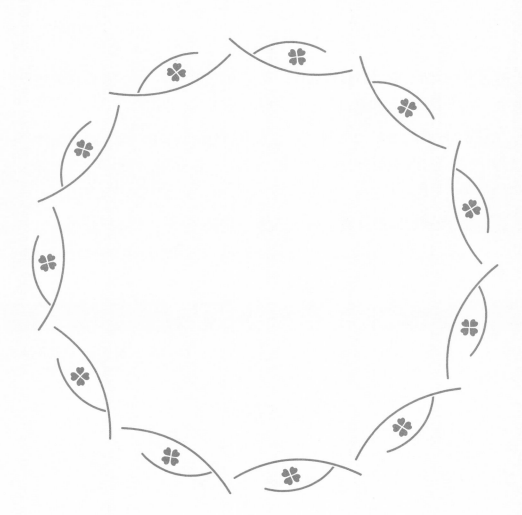